AIDE-MÉMOIRE

DU

MÉDECIN AUXILIAIRE

DE L'ARMÉE

PRÉPARATION A L'EXAMEN D'APTITUDE

D'APRÈS LE PROGRAMME OFFICIEL DU 22 JUILLET 1883

et les

Conférences faites aux Étudiants à 12 inscriptions
de la Faculté de médecine de Paris

PAR

Le Dr Amédée CHASSAGNE
Médecin-major de 1re classe

PARIS

RIE DES SCIENCES MÉDICALES
OLLIER-HENRY
rue de l'École-de-Médecine, 13

1884

AIDE-MÉMOIRE

DU

MÉDECIN AUXILIAIRE

DE L'ARMÉE

AIDE-MÉMOIRE

DU

MÉDECIN AUXILIAIRE
DE L'ARMÉE

PRÉPARATION A L'EXAMEN D'APTITUDE

D'APRÈS LE PROGRAMME OFFICIEL DU 22 JUILLET 1883

et les

Conférences faites aux Étudiants à 12 inscriptions
de la Faculté de médecine de Paris

PAR

Le Dr Amédée CHASSAGNE
Médecin-major de 1re classe

PARIS
LIBRAIRIE DES SCIENCES MÉDICALES
OLLIER-HENRY
13, rue de l'École-de-Médecine, 13

1884

Cet **Aide-Mémoire de poche** s'adresse non seulement aux médecins auxiliaires qui ne passeront désormais aide-major de réserve qu'après examen d'aptitude mais encore aux aides-majors de réserve et de l'Armée territoriale qui, nommés avant l'institution de l'épreuve, trouveront rapidement assimilables dans ce *handbuch* les détails de leur rôle pratique de guerre.

Tout en restant très concis pour être retenu et dire le plus de choses utiles sous le format le plus petit et par conséquent **le plus portatif en campagne**, nous avons essayé de vulgariser (à leur place de travail utile) les noms des médecins militaires que nos jeunes camarades trouveront à leur tête dans les divers échelons de secours et avec lesquels ils auront fait ainsi connaissance de notoriété.

La prochaine guerre en nous mettant tous coude à coude comme en 1870, mais mieux coordonnés et hiérarchisés, ne peut qu'établir plus encore l'unité et le bon *esprit de Corps* des Médecins militaires, qui, de toute origine, appartenant au cadre actif, à la réserve ou à l'armée territoriale ne doivent former qu'une seule et même famille.

CHAPITRE PREMIER

NOTIONS SUR L'ORGANISATION GÉNÉRALE DE L'ARMÉE, LA DISCIPLINE ET LA HIÉRARCHIE MILITAIRES.

Nécessité de la discipline. — La discipline est le lien cohésif de l'Armée, elle la différencie seule d'une foule désordonnée, et celle-ci sera toujours vaincue par celle-là (1).

En Allemagne, le respect du chef se double de l'esprit de caste.

Chez nous, où ce levier a disparu sans laisser de regrets, il faut pour obéir une idée mieux frappée du devoir et, pour ainsi dire, un entrain patriotique d'aloi plus élevé. Ce sentiment né d'éléments complexes (l'autorité, le savoir, la respectabilité du chef, l'esprit de devoir et de sacrifice) doit être soigneusement entretenu en temps de paix pour donner tous ses résultats dynamiques devant l'ennemi.

Organisation de l'Armée. — L'armée se divise en armée active et territoriale (loi du 13 mars 1875).

(1) Sans obéissance, l'armée ne serait qu'une masse incapable d'accomplir un mouvement, à plus forte raison de combattre. (*Von Dossow. Instruction du soldat allemand*, p. 13.)

TABLEAU A.

ARMÉE ACTIVE.	ARMÉE TERRITORIALE.
144 régiments de ligne; 4 de zouaves, 3 de tirailleurs, 1 de légion, 30 bataillons de chasseurs, 3 bataillons d'infanterie légère d'Afrique.	145 régiments d'infanterie.
77 régiments de cavalerie. 40 d'artillerie. 16 bataillons d'artillerie de forteresse.	18 régiments de cavalerie. 18 d'artillerie.
4 régiments du génie. 20 escadrons du train des équipages et diverses sections (télégraphes, secrétaires, commis), dont les plus importantes et les plus fortes en effectif sont 25 sections d'infirmiers militaires (voir p. 12).	18 bataillons de génie territorial (fractions de toutes ces armes en Algérie).

Hiérarchie militaire. — La hiérarchie militaire comprend les grades suivants :

Hommes de troupe	Caporal. Sous-officier.
Officiers subalternes	Sous-lieutenant. Lieutenant. Capitaine.
Officiers supérieurs	Chef de bataillon. Lieutenant-colonel. Colonel.
Officiers généraux	Général de brigade. Général de division.

Médecins auxiliaires. — L'élément jeune et actif peut rendre d'inappréciables services, en première ligne, sous une direction compétente, mais il faut que les formations en soient mûries au temps de paix.

En Crimée, des sous-aides furent nommés d'emblée officiers.

Après la campagne on dut, en vertu du grade acquis, les garder, vaille que vaille, dans le Corps. Ce fut par suite de cette expérience que les sous-aides d'Italie (1859) furent nommés seulement pour la durée de la guerre et sous condition expresse de rentrer dans la vie civile.

Si avec des effectifs peu élevés (128,225 hommes en Italie; 309,268 en Crimée), il devint nécessaire de recourir à ces expédients de la dernière heure, ce fut bien autre chose avec les armées nombreuses et improvisées de 1870.

On assista à ce spectacle démoralisant de médecins-majors du cadre actif, anciens de grade, se voyant primés comme galons, solde, entrée en campagne et préséances par des médecins âgés de 25 ans, improvisés majors de 1re classe de mobilisés de par la vertu d'un doctorat de la veille.

C'est pour éviter ce désordre troublant et anti-hiérarchique autant que pour s'assurer des aides d'instruction réelle que la 7e Direction a subordonné l'obtention du grade de médecin auxiliaire, et ultérieurement d'aide-major de réserve, à un examen d'aptitude.

Situation militaire. — L'art. 3 du décret du 5 juin 1883 porte que les médecins auxiliaires auront dans la hiérarchie la position d'élèves d'Administration du service des hôpitaux (adjudant).

Solde	2,57
Indemnité dans Paris	0,75
— de rassemblement.	0,20
— de marche	0,85
— de viande	0,20 à 0,30

Frais de route (indemnité kilométrique), celle d'adjudant, 0,023 par kilomètre de voie ferrée (1).

1re Mise d'équipement	250 francs.
Entrée en campagne	100 —
Bagages en campagne	1 cant. pour 2

L'uniforme est celui d'adjudant d'infanterie, sauf le drap de parement du dolman, qui est cramoisi ainsi que le bandeau du képi et le collet (ce dernier brodé d'un caducée); les pattes d'épaules en poil de chèvre noir sont celles de petite tenue du Corps de Santé, pantalon garance avec passe-poil bleu, bottes, ceinturon, sabre et revolver d'adjudant (2); 1 galon

(1) Il est alloué 15 fr. d'indemnité de logement aux élèves d'administration logés en ville faute de place à l'hôpital. (Décision du 28 juin 1882.)

(2) Cantine, sabre (modèle 1845) et revolver (modèle 1873), fournis gratuitement par l'Etat.

de grade aux parements et au képi (argent teinté de soie rouge. (Voir p. 35, *Mobilisation*, feuilles de route, visas, mandats, frais de route, visites d'arrivée (1), etc.)

Rôle. 1° *En temps de paix.* — L'article 10 porte que les médecins auxiliaires peuvent être convoqués comme les médecins de réserve pour accomplir des périodes d'instruction dont la date et la durée sont fixées par des décisions ministérielles spéciales. En ce cas ils jouiraient de la solde, indemnités de route, rassemblement ou marche (suivant le cas); la première mise d'équipement pour costume leur serait vraisemblablement allouée.

2° *En temps de guerre.* — Le médecin auxiliaire doit toujours doubler un médecin du cadre, mais l'expérience de 1870 est là pour prouver qu'il faut compter avec les déchets et la fortune de guerre (2).

Il pourra donc arriver par fonte du personnel qu'il se trouve isolé avec un petit détachement, dans un village, un fort d'arrêt, une

(1) Le médecin auxiliaire correspond à peu près comme rang à l'aide-médecin prussien *unter-arzt*, pouvant remplir intérimairement l'emploi d'aide-major et ayant rang d'*enseigne porte-épée*. Il y a quelque analogie aussi, mais plus éloignée, avec le *feldscher* russe.

(2) Déjà, dès les débuts de la campagne, le médecin auxiliaire ne trouve au 3e bataillon des régiments d'infanterie qu'un aide-major de réserve et non du cadre actif (voir p. 53).

ambulance de gare, ou placé à l'intérieur dans un dépôt ou hôpital (art. 17).

C'est pour ces motifs d'éventualité qu'il faut étudier *sommairement*, mais précautionneusement, le fonctionnement de paix et de guerre.

En règle, le plus grand nombre des aide-médecins sera placé près de l'ennemi, dans le service régimentaire du 1er échelon (ligne de feu et poste de secours). Chaque régiment d'infanterie prend à la mobilisation 3 médecins auxiliaires.

Il n'en figure aucun aux ambulances, hôpitaux mobiles ou sédentaires, bataillons de chasseurs et régiments de cavalerie, mais l'artillerie en comporte un grand nombre.

Un est affecté à chaque groupe de 4 batteries.

Un second au 1er groupe de batterie divisionnaire.

Un troisième au 2e groupe de batteries de Corps divisionnaire.

Un autre au groupe de 3 batteries de division de Corps d'armée.

Deux à la réserve générale d'artillerie à 8 batteries.

Un à la réserve générale de 6 batteries.

Un dernier enfin à chaque ambulance provisoire de gare (3e échelon de secours).

C'est donc surtout au service régimentaire d'*infanterie* et d'*artillerie* que seront affectés les médecins auxiliaires (environ 600); leur chef immédiat sera le major de 1re classe du régiment chargé de transmettre leurs notes et propositions au supérieur hiérarchique de tous, le Directeur de Santé du Corps d'armée.

Hiérarchie et historique du Corps de Santé. — L'ancêtre le plus illustre de la médecine militaire française est *Ambroise Paré*, dont les soldats disaient au siège de Metz (1552) : « Nous ne craignons plus rien, notre Paré est avec nous (1). »

En 1766 parut le 1er volume du *Recueil d'observations de médecine des hôpitaux militaires*, continué de nos jours et bi-mensuel, sous le nom d'*Archives de médecine militaire*.

En 1796 furent créés le Val-de-Grâce et les hôpitaux d'instruction dont la tradition brillamment continuée par l'Ecole de Santé militaire de Strasbourg promet de revivre dans les Ecoles récemment décrétées de Bordeaux et de Nancy.

Depuis son origine, le Corps de Santé a compté bien des noms illustres dans la science : *Anel*, *J.-L. Petit*, *Garengeot*, *Sabatier*, *Colombier*, *Percy*. En ce siècle *Larrey*, *Desgenettes*, *Bégin*, *Baudens*, et parmi les contemporains (pour ne citer que les morts), *Boudin*, *Gama*, *Chenu*, *Sédillot*, *Michel Lévy* montrent la valeur d'un Corps dont l'autonomie va doubler le désir de bien faire.

La hiérarchie et l'assimilation sont :

(1) Didiot. Code des officiers de santé de l'armée de terre, p. 6.

TABLEAU B.

GRADES.	Nombre réglementaire.	Nombre actuel, novembre 1883.	INSIGNES DE GRADES.	ASSIMILATION.
Aide-major de 2e cl.	100	106	1 galon d'or circulaire (traits cotelés, 6 mm.) au parement et au bandeau du képi (velours cramoisi).	Sous-lieutenant.
Aide-major de 1re cl.	300	247	2 galons.	Lieutenant.
Major de 2e classe....	480	410	3 galons (1).	Capitaine.
Major de 1re classe....	320	301	4 galons.	Chef de bataillon.
Principal de 2e classe.	45	43	5 galons (3 d'or et 2 d'argent).	Lieutenant-colonel.
Principal de 1re classe	45	42	5 galons d'or.	Colonel.
Inspecteur...........	9	9	Chapeau et tunique (2) { Képi : 1 rang de broderies, ceinture modèle de	Général de brigade
Inspecteur général...	1	1	Chapeau et tunique (2) { Képi : 2 rangs de broderies, ceinture modèle de	Général de division
TOTAUX.....	1300	1139		

(1) Comme dans la médecine de marine, où les appellations des médecins à 1, 2, 3, 4 galons sont consacrées.

(2) Cette tunique avec broderies conservée aux inspecteurs perpétue dans le corps la

Sections d'infirmiers militaires. Leur mortalité. — Les médecins auxiliaires ont pour inférieurs hiérarchiques (1) les 25 sections d'infirmiers militaires, les brancardiers et infirmiers régimentaires et d'ambulance (voir p. 57).

Il y a 1 section d'infirmiers par Corps d'armée, soit 18 :
4 à Paris et à Lyon (4).
1 par division d'Algérie (3).

Ces sections comprennent les infirmiers de visite, les infirmiers d'exploitation et les infirmiers d'écritures, ces derniers d'une hygiène moins dangereuse et vivant à distance des salles de malades.

Les infirmiers de visite se distinguent par un caducée en fil blanc brodé au collet.

Admis après examen (dictée, 4 premières règles), ils suivent dans plusieurs grands hôpitaux militaires (instruction ministérielle du 5 novembre 1883) un cours de huit semaines (quatre de théorie, quatre de pratique).

Après examen de sortie (oral et écrit), leur emploi est certifié comme pour les brancardiers sur le bulletin de notes n° 7 : *Fonctions*

(1) Droits de punition de l'adjudant :

	Salle de police.	Consigne.
Aux sous-officiers....	4 jours.	8
Aux hommes........	8	15

diverses « a été employé comme infirmier de visite du au etc. »

L'avancement a lieu séparément pour chaque catégorie.

Infirmiers de visite : 1 sergent pour 6 hommes ; 1 caporal pour 3.

Infirmiers d'exploitation : 1 sergent pour 10 hommes; 1 caporal pour 5.

Les infirmiers sont commandés par des officiers d'administration sous les ordres de l'Intendance. Ils constituent un corps d'élite et très méritant : tous doivent savoir lire et écrire, être forts et résistants. On en comprendra la nécessité pour le transport des malades et la lutte contre des contages permanents, dont l'agression constante rend leur mortalité supérieure en temps de paix à celle de tous les autres Corps.

Moyenne des décès pour 1000 hommes en France 1869	9.55	14.55 (Laveran)
Statistique médicale de l'armée.	Infanterie.	Infirmiers.
1876..................	9.90	13.17
1877..................	8.37	11.45
1879..................	7.07	11.43

Il y a près d'un tiers en plus de décès parmi ces hommes obscurément courageux.

CHAPITRE II

NOTIONS SUR L'ORGANISATION DU SERVICE DE SANTÉ A L'INTÉRIEUR. INFIRMERIES RÉGIMENTAIRES. HOPITAUX MILITAIRES.

A l'intérieur le Service de santé se subdivise en régimentaire et hospitalier.

§ 1er Service régimentaire.

Son étude est indispensable aux médecins auxiliaires qui, mobilisés rejoignent, presque tous des régiments ou batteries.

TABLEAU C.

Etat-major médical régimentaire.

	Major de 1re classe	Major de 2e classe. (1)	Aide-Major.
Régiments d'infanterie et génie.........	1	1 (dépôt)	1
Cavalerie, bataillons de chasseurs, infanterie légère d'Afrique		1	1 (dépôt)
Artillerie..........	1		1
Bataillons d'artillerie de forteresse et escadrons du train.....		1	
Au total (compris garde républicaine, gendarmerie mobile et pompiers).......	199	305	310

Subordination et pièces à fournir. — Le médecin chef de Corps de troupes (instruction provisoire du 7 nov. 1882) dépend, au point de vue du service général, du chef de corps ; pour la partie technique du médecin directeur de corps d'armée.

Il fournit à ce dernier :

1° *Les* 1er, 10, 20 *de chaque mois* le mouvement des malades pendant la décade (en épidémie, sur l'ordre du Commandement, cet état peut être fourni tous les cinq jours ou plus souvent);

2° *Tous les mois*, un état statistique des malades à la *chambre*, *infirmerie* et *hôpital*, chiffres extraits des registres de même nom, tenus à jour dans ce but;

3° *Au chef de corps* après la visite quotidienne et pour le rapport un état numérique des malades entrant ou sortant de l'hôpital infirmerie, chambre ;

4° *A l'intendant du Corps*, *tous les trois mois*, un bon de médicaments et de matériel, d'après une nomenclature officielle.

En petit, le médecin auxiliaire détaché avec une fraction isolée, si minime soit-elle, fournit *mêmes états*, numériques à son chef de dé-

(1) Les majors de 2e classe, chefs de service (cavalerie, chasseurs à pied, train, artillerie de forteresse) seront pris dans la moitié la plus ancienne du cadre. (Décision ministérielle, 19 octobre 1883.)

tachement, statistiques et décadaires à son médecin major, tient à jour identiquement mêmes registres.

Il importe qu'en tout et pour tout il en réfère (épidémies, améliorations d'hygiène, détails de service, etc.) à son médecin chef régimentaire, seul responsable vis-à-vis du colonel ; que sous aucun prétexte, même le mieux intentionné, il ne s'écarte de la seule voie droite, la VOIE HIÉRARCHIQUE.

Registres d'infirmerie. — Outre (hôpital, infirmerie, chambre), il faut tenir à jour les régistres de :

4° *Vaccinations*. (Voir p. 32).

5° *Incorporations* important au point de vue ethnique et du rapport de la taille au périmètre thoracique et au poids. Ce registre n'est aliéné des Archives que cinq ans après le départ de la dernière classe incorporée.

6° Des *convalescents* ; 7° des *décès* ; 8° des *catégories* ; 9° des *médicaments* ; 10° des prescriptions médicamenteuses et de l'ordinaire quotidien ; 11° et 12° de correspondance et des conférences. Enfin, un des plus utilement humanitaires : le registre des *blessures de guerre*, mentionnant les divers accidents de service et faisant souche pour les certificats d'origine de blessures (paix ou guerre).

Certificat d'origine de blessures. — En 1870 un grand nombre de malheureux blessés ignorant le rôle essentiel de cette pièce ne la firent pas établir, d'autres appartenant à des corps licenciés après la guerre eurent des peines infinies à retrouver les membres épars de leurs Conseils d'administration (1).

A plusieurs reprises l'Etat dut accorder de longs délais pour la production de cette pièce qui est la base de toute demande de pension ou retraite.

Sans ce certificat d'origine, pas de pain pour le pauvre mutilé.

Il comprend sous la signature de trois témoins un énoncé de l'accident arrivé, au-dessous le médecin définit techniquement la blessure et signe. Les quatre signatures sont légalisées par les membres du conseil d'Administration.

Cette pièce assure les vieux jours de l'invalide de guerre (accidents de service ou blessures); le cœur et la raison se réunissent pour en faire hâter l'établissement.

Tous les registres sont signés mensuellement ou trimestriellement par le lieutenant-colonel chargé spécialement de la direction supérieure de l'infirmerie.

Tous les états, punitions, propositions, demandes de personnel, etc., doivent passer par

(1) Composé du colonel *président*, lieutenant-colonel, 1 chef de bataillon, le major *rapporteur*, 1 capitaine, le capitaine trésorier *secrétaire*, l'officier d'habillement.

lui pour arriver au chef de corps (*voie hiérarchique*).

Place de marche et de revue. — Le médecin auxiliaire accompagne son détachement aux marches militaires, à la cible, à la baignade; en étapes (1), sa place sera à la gauche en serre-file du médecin du cadre (*place de marche* ou *en colonne*) et à la droite du petit état-major avec les adjudants ou assimilés pour les revues (place de *revue* ou *en bataille.*)

Visite des malades. — En garnison, la visite se fait tous les matins avant le rapport (sonneries spéciales); en marche, à l'arrivée à l'étape; un sous-officier accompagne les malades de sa compagnie inscrits sur un cahier de visite (2).

Le médecin y inscrit 1° des exemptions de tout service (le plus souvent) ; quelquefois de baignade, promenade militaire ou bottes (excoriations).

2° L'entrée à l'*infirmerie* (inscriptions sur le registre et le cahier de visite de l'infirmerie, autant de pages qu'il y a de lits) ou à l'*hôpi-*

(1) Vitesse de marche : de 110 à 130 pas à la minute; nul traînard ne peut monter sur les voitures de malades sans autorisation écrite du médecin qui marche avec le convoi.

(2) La permanence de ce cahier permet au médecin de reconnaître les hommes qui sont plus habituellement malades les jours de cible, exercices en terrain varié, marches militaires, etc.

tal: alors sur le talon d'un billet imprimé, il mentionne la maladie, sa date, les soins déjà donnés et si le malade entre le jour même à l'hôpital (exceptionnel) l'indication d'*urgence.*

Les maladies les plus fréquentes saisonnièrement sont :

TABLEAU D.

HIVER.	ÉTÉ.	EN TOUT TEMPS.
Angines. Bronchites. Pleurésies. Pneumonies. Rhumatismes. Fièvres éruptives. Fièvres typhoïdes.	Diarrhée. Embarras gastriques. Ictères. Fièvres typhoïdes. Dysenteries. Cholérine (assez rare).	Panaris. Furoncles. Ecthymas. Excoriations. Contusions. Maladies vénériennes.

Simulations habituelles. — En même temps que les malades vrais se présenteront quelquefois à la visite (*en paix comme en guerre*), de faux malades (*hospital birds* des Anglais).

Leurs maladies de choix sont la sciatique et le lombago, 1er *choix.*

Puis viennent : la fièvre provoquée en se frappant violemment le coude (examen du pouls des deux bras ou de la temporale);

L'embarras gastrique; couche de plâtre, de

craie, ou de brique pilée sur la langue (laver);

La diarrhée (isoler et faire donner un baquet spécial);

L'incontinence d'urine, etc.

L'abolition du remplacement a fait diminuer le nombre des simulateurs-profès, mais s'il y a moins de faux sourds et de faux muets à copie grossière, on trouve, de par l'instruction répandue, des gens qui connaissent les points douloureux de la sciatique et vous les disent : c'est l'écueil inverse.

Infirmerie, locaux — Surveillance disciplinaire. — La visite se fait à l'infirmerie (créée en 1839, diversement agencée ou isolée suivant les casernes), mais comprenant en général : une salle de visite, une tisanerie, deux ou trois salles de malades séparés s'il se peut, en : *blessés, fiévreux, vénériens* (ceux-ci d'une turbulence et d'une surveillance spéciales) (1), une salle de bains et une *salle des convalescents.* Cette dernière (créée en 1842) est destinée à recevoir les sortants de l'hôpital: on leur alloue une ration de vin très logique, puis une de riz qu'on s'explique moins et qui va être remplacée par du vin en plus grande quantité.

La surveillance de l'infirmerie est assurée

(1) L'adjudant de semaine fait au moins une visite par jour à l'infirmerie et inopinément des contre-appels de nuit, qui ne restent pas toujours sans résultats.

par un sous-officier, un ou deux tisaniers servant de porte-sacs et de moniteurs pour l'instruction des brancardiers.

Une armoire avec compartiment fermant à clef pour les toxiques renferme un dépôt de médicaments variés.

Mais la pharmacie et l'arsenal de marche sont constitués par le sac d'ambulance et le rouleau de secours qui suivent le régiment en *tout déplacement de paix ou de guerre.*

Sacs et sacoches d'ambulance. — Rouleau de secours. — Le *sac d'ambulance* (troupes à pied, poids complet, 9 kilos. 850, porté sur le dos par un porte-sac, un par bataillon) contient des médicaments d'urgence : ammoniaque, perchlorure de fer, chloroforme pour anesthésie, éther ; du linge à pansement, de la charpie, du coton cardé, deux daviers, deux attelles en bois et en fil de fer, une lampe à alcool, un gobelet, des allumettes et une bougie pour l'urgence de nuit ; enfin, une boite d'instruments n° 23 du nouvel arsenal, contenant :

Une pince tire balle,

Une pince à artères,

Un tourniquet à une pelotte, des aiguilles à sutures, des couteaux et bistouris, des sondes, une scie avec lame de rechange, etc.,

Les *sacoches d'ambulance* (troupes à cheval, poids des deux, 11 kilog. 350 portées par un porte-sac sur ses fontes) contiennent des instruments, médicaments et objets de pansement identiques.

Le *rouleau de secours*, un par bataillon (asphyxie, insolation) contient 1 peignoir à capuchon en molleton pour réchauffer, 1 morceau de flanelle et 2 moufles en crin pour frictions révulsives.

Le rôle complet du médecin-chef de régiment (par suite et en petit du médecin de détachement isolé, *rôle diminutif, mais identique*) exigerait un volume. Il demande beaucoup de qualités sérieuses, du tact, du savoir, et s'il n'est que peu thérapeutique (les malades fébriles, surtout les pneumonies, sont à diriger au plus tôt sur l'hôpital), il doit se montrer au plus haut point *hygiénique* et *préventif*).

§ 2. — Quelques mots d'hygiène régimentaire.

1° Alimentation du soldat. — La soupe est un aliment habituel *national*, dont le bouillon est plus ou moins azoté : 10 gr. 300 de matières organiques par litre (3e zouaves, Dr Bryon, 1873), mais il n'est pas toujours aussi titré, exige beaucoup de temps (que de fois en campagne on a dû renverser les marmites) (1), et pèche par *uniformité d'alimentation*.

Beaucoup de colonels sont entrés dans la voie excellente de varier l'ordinaire (rata, rôti,

(1) En campagne, on fera désormais la soupe le soir seulement en arrivant au cantonnement. La viande froide et le café suffiront au repas de marche du lendemain.

ragoût), beaucoup aussi obligent leurs cantiniers à fournir aux malades des aliments légers (œufs, légumes, desserts), qui sollicitent l'appétit.

En campagne, on ne perdra pas de vue : 1° que la viande (surtout fraîche) est l'*aliment de travail*. En guerre, avec les déperditions du surmenage, on ne saurait trop en élever la ration. (Voir. Vivres de campagne, p. 37.)

2° Que le *riz*, de facile transport, n'est « guère plus nutritif que le foin des prairies. » (Boussingault.) C'est l'aliment des pays chauds, des pays où l'on n'a pas faim.

Les légumineuses : haricots, lentilles, pois, donnent à volume égal (bien que l'azote animal soit supérieur à l'azote végétal) des résultats bien autres de réparation, par conséquent de forces vives et de rendement en travail.

2° **Habitations. — Casernes du soldat.** — Le cube individuel, la ration d'air est le coefficient exact de la valeur hygiénique d'une caserne. Son titre, pour ainsi dire, en alimentation respiratoire.

Cube d'air réglementaire des diverses puissances européennes.

	Mètres cubes.
Autriche....	15.3
Prusse......	13 à 15.3
Angleterre.	16.98 dans les casernes avec renouvellement d'air de 85 mètres cubes par homme et par heure ; 18 mètres cubes dans les nouveaux types.

France....	12	pour caserne d'infanterie (1).
	13	pour casernes de cavalerie.
	50	pour les hôpitaux, avec renouvellement d'air minimum de 60 mètres cubes par heure et par lit.

Ces rations d'air sont partout insuffisantes; c'est sur la nuit, sur la période maxima d'habitation, de production et d'absorption miasmatique qu'il faut baser ses évaluations. Par les nuits d'hiver, les chambres restent fermées onze heures (de 7 heures 1/2 du soir à 6 heures du matin).

Casernes à la Vauban. Type 1874 et à pavillons isolés et sans étages. — Les casernes monumentales à la Vauban avec cour intérieure, entourées sur les quatre côtés de bâtiments à trois étages, sorte de *puisard aérien*, sont condamnées à l'unanimité.

Le type 1874 n'est que le système Vauban amélioré par des coupures de coins, ce qui détruit les angles morts d'aération. Mais il y a toujours trois étages, escalier faisant cheminée d'appel d'air vicié au maléfice des logis supérieurs, enfin solidarisation des unités : la

(1) La caserne du fort de Nogent n'a que 11 mèt. cubes 73, la Finkmatt de Strasbourg 9 m. cubes. (Boisseau, art. *Casernes*, du Dictionnaire de médecine pratique.)

compagnie X mal tenue pouvant infecter la compagnie Z hygiéniquement dirigée.

Dans le sens du développement, en surface substitué au développement en hauteur, un ingénieur hygiéniste (Toilet) a construit à Bourges (1er, 37° d'artillerie) des quartiers à pavillons isolés sans étage, en briques et fer (matériaux incombustibles, pouvant reservir, se prêtant à une désinfection rapide), de forme ogivale, par conséquent sans angles récepteurs et cuvettes de petits marais miasmatiques.

La morbidité y répond favorablement depuis cinq ans à l'observance des lois de l'hygiène qui, sans cela, semblerait une fiction pure. On ne reproche à ces pavillons qui isolent les unités (compagnies, batteries) que leur gros prix d'achat de terrain et une température basse l'hiver due, à ce qu'avec des ventouses, une ventilation et un cube d'air élevé, on ne leur accorde qu'un chauffage équivalent à celui de chambrées d'un cube moindre. De ce fait, quelques maladies *a frigore* s'y sont produites, mais sans contrebalancer l'avantage des maladies zymotiques évitées (baron Larrey, J. Arnould, Sarrazin, Hillairet) (1).

Casemates. — Les casemates sont des abris creusés dans l'épaisseur même d'une fortification; percées vers l'extérieur de meurtrières et

(1) Lire, dans Morache (*Hygiène militaire*), l'excellent règlement prussien sur l'installation des chambrées dans les casernes.

vers l'intérieur de fenêtres obligatoirement petites pour éviter les éclats de projectiles ; une cheminée de ventilation vient déboucher au travers des terres du revêtement supérieur. Pour éviter l'infiltration des eaux, on garnit le toit en dos d'âne d'une forte couche de ciment.

Les casemates, on le conçoit, sont d'hygiène médiocre ; faute de place, les couchettes de fer y sont superposées, les soldats qu'on y exile du soleil fournissent beaucoup d'anémiés et d'étiolés et elles prêtent le flanc, par maigre cube d'air à toutes les maladies d'encombrement.

C'est sur ce théâtre que l'ingéniosité du Commandement et des médecins devra surtout se déployer ; malgré le danger, il faudra évacuer les casemates quelques heures de jour ou mieux de nuit, les balayer avec le plus grand soin et attaquer les germes avec de la sciure de bois phéniquée ou le chlore. L'humidité sera combattue par le chauffage des cheminées faisant appel d'aération.

Ablutions. — Des lavabos ont été installés dans les casernes ainsi que des systèmes de balnéation divers, la plupart à pompe foulante (Haro) ; l'échauffement de l'eau peut être obtenu (+ 45° à 50°) très économiquement par des bonbonnes enterrées dans du fumier (cavalerie, Vallin). Ces lavages, autrefois inconnus, diminueront notoirement les affections de la peau (furoncles, ecthymas, etc.).

2

Désinfection. — En tout temps, désinfecter avec soin les latrines. La note ministérielle du 22 juin 1883 prescrit l'huile lourde de houille pour les hôpitaux militaires et, en cas d'épidémie, même à ses débuts, le liquide de Saint-Luc (chlorure de zinc). Le soufre est un des modes les plus simplement pratiques de désinfection des chambres : dose règlementaire, 30 grammes par mètre cube dans les locaux clos 12 heures (35 grammes Czernicki), 68 grammes sont la dose extrême que peut brûler 1 mètre cube d'air (Marty). Le badigeonnage des murs peut se faire à la chaux phéniqnée ou au lait de chaux avec acide borique (1 kilogramme par hectolitre), mais s'il s'agit de vêtements ou literie à contages épidémiques si redoutables, la désinfection thermique à l'étuve à + 140°, qui détruit tous les spores germes, est la seule pratique (1).

Ces désinfections, cette hygiène préventive visent surtout les fièvres typhoïdes, éruptives, érysipèles (voir p. 42), mais elles s'adressent aussi aux :

Petites épidémies de garnison. — Nous ne ferons que les énumérer : les *oreillons* (Servier, Jacob, Madamet, Sorel, Jourdan, Fournier) ne sont graves que par leur conséquence possible d'atrophie testiculaire (aération, désinfection,

(1) Lire dans Vallin, Traité de la désinfection et des désinfectants, le tableau pratique du *prix de revient* qui ne saurait être indifférent en face d'immenses surfaces comme celles des casernes.

atténuations de service, quelques congés pour désencombrer).

L'*héméralopie*, la maladie des sentinelles de nuit (diminution des factions de nuit, toniques, huile de foie de morue) (Baizeau). Enfin le *goitre* spécial à quelques garnisons du nord et sud-est (Viry et Richard, Chouet; toniques iodés, déplacements). Pour toute épidémie, recommander pratiquement aux hommes se sentant malades de ne pas hésiter à se présenter de suite et dès les débuts à la visite.

§ 3. Service hospitalier.

2° **Hôpitaux militaires.** — Dans les hôpitaux militaires (5 classes, effectif d'infirmiers variant de 53 (1re classe) à 21 (5e classe) 1 infirmier pour 3 officiers, 5 sous-officiers ou 8 soldats malades), le service est fait par les médecins principaux de 1re et 2e classe, un certain nombre de médecins-majors et d'aide-majors (ceux-ci en sous ordre). Le médecin-chef a tous les attributs du chef de corps (1); il fait le rapport, a un registre d'ordres, un cachet, punit ou propose pour les récompenses, accorde les permissions, etc. Il dépend du Commandement local (général ou commandant de place), au point de vue du service général

(1) Sous la présidence du général commandant la subdivision il constitue avec le chef du génie une Commission des locaux ayant initiative pour les améliorations d'hygiène.

et lui rend compte de tout évènement survenu dans l'hôpital (art. 31) et du directeur de santé du corps d'armée au point de vue technique. Il lui adresse tous les jours un état des malades, tous les mois un état statistique l'avise de toute épidémie, des besoins en personnel et matériel, etc.

2° **Hôpitaux militarisés.** — Grâce à la loi sur l'*organisation des services hospitaliers de l'armée* (Dr Marmottan), les médecins militaires des régiments soignent leurs malades dans les hôpitaux de garnison dits *militarisés*.

Les détails d'aménagement, main-d'œuvre et prix de journée dépendent de conventions spéciales prises successivement à propos de chaque hôpital. L'arsenal chirurgical est toujours fourni et entretenu par l'État. Les droits et devoirs, les états à fournir, la subordination vis-à-vis du commandement local (général ou commandant de place) et du médecin directeur de corps d'armée sont identiquement les mêmes que dans les hôpitaux militaires.

Le service médical en temps de paix relève donc toujours : 1° du *Commandement* en tant que service général (colonel, service régimentaire ; généraux commandant la subdivision ou commandant de place pour le service hospitalier).

Il importe de se montrer très respectueux, religieusement déférent et discipliné vis-à-vis du *Commandement* toujours exercé avec tact.

2° Au point de vue technique et disciplinaire du *Directeur du service de Santé du Corps d'armée* qui, en paix comme en guerre, est le *pivot du service*, exerce sa surveillance sur les corps de troupe, les hôpitaux militaires, militarisés et les magasins de matériel sanitaire.

Mortalité militaire en temps de paix. — Les 3 principales causes de décès militaires sont dans un ordre à se rappeler, car il est à peu près invariable. (Voir tableau E.)

1° *Phthisie.*

2° *Fièvre typhoïde.*

3° *Fièvres palustres* (Algérie).

On voit que si on lui ajoute ses réformés (ce qui est équitable), la tuberculose dépasse de beaucoup la fièvre typhoïde et tient le premier rang.

Quelles en sont les causes? L'insuffisance du cube d'air, l'alimentation uniforme, la contagion (Villemin)?

Une circulaire du département médical prussien (31 août 1882) prescrit officiellement de se précautionner *en tout état de cause.* « Tout « homme suspect devient une source de con- « tage possible pour les autres ; il faut le ren « voyer sans restriction, balayer et désinfec- « ter les crachats, etc. »

Difficultés de comparaison de la mortalité des armées européennes. — Il faudrait faire intervenir 3 facteurs principaux (Vallin).

1° Chiffre des exemptions initiales (conseils de révision).

2° Chiffre des réformes.

TABLEAU E.

Tableau des causes de mortalité militaire en France
(1869-1879 — 10 ans).

	Période 1866-69 (4 ans).	1860	1872	1873	1874	1875	1876	1877	1878	1879
Effectif..............		417060	429973	480139	426198	432218	449950	468859	486655	470393
Nombre de décès de toutes causes.......		4300	4079	4204	3739	4825	4642	4063	4009	3757
Phthisie		1296 { 950	1953 { 887	1654 { 611	1342 { 444	1691 { 595	2384 { 746	2024 { 684	1836 { 510	1755 { 536
Réformés pour phthisie.		346	1066	1043	898	1096	1638	1340	1326	1219
Fièvre typhoïde.......		940	629	1049	1294	1553	1675	1321	1422	1273
Fièvre palustre.......		375	344	206	60	221	142	158	181	113
Varioles et varioloïdes (cas)	5806	1599	253	»	469	590	1029	1035	1001	541
Varioles (décès)........	380	95	»	»	10	81	127	92	98	42

3° Chiffre des décès.

La comparaison ne peut être rigoureuse que pour les maladies aiguës (fièvre typhoïde, variole), car si l'on peut s'entendre à la rigueur au sujet des réformes, les exemptions initiales laissent une bien large part à l'interprétation.

Extinction de la variole en Allemagne. *Revaccinations.* — Il est juste cependant de constater que le Corps sanitaire prussien a *chassé la variole de l'armée.* Le rapport statistique de 1874-78 ne constate en *quatre ans* que 5 cas de variole, tous dans le 9e corps, 79 cas de varioloïde.

Le rapport 1878-79, 15 varioloïdes, pas de variole.

Le rapport 1879-81 (*deux ans*), 2 varioles, 28 varioloïdes.

Ou, en *sept ans*, 7 cas de variole et 122 de varioloïde sur un effectif de 910,000 hommes environ (7 classes).

Ces résultats sont dus à des revaccinations acharnées. Ils n'ont pas échappé à l'attention de la 7e Direction. Une note ministérielle du 27 janvier 1883 prescrit aux médecins régimentaires 3 piqûres à chaque bras en rechargeant la lancette à chaque piqûre sur :

1° Enfants âgés d'au moins 4 mois et en bonne santé.

2° Adultes non vaccinés,

3° Adultes vaccinés,

4° Vaccin animal.

Les cas douteux (dont on abusait) seront

mis aux insuccès (registre des vaccinations). A chaque cas de variole, un rapport détaillé sera adressé au Directeur sanitaire du Corps d'armée disant si vaccinés ou non, avec quels résultats, si la variole a été contractée à la caserne ou au dehors, etc.

Par cette prophylaxie active, nous arriverons à éteindre un contage qui n'a déjà fait que trop de victimes (voir tableau E. p. 30).

CHAPITRE III

NOTIONS SUR L'ORGANISATION DU SERVICE DE SANTÉ EN CAMPAGNE.

Le service de santé en campagne comprend 3 échelons de secours :

1er *Echelon* : poste de secours et ambulances actives.

2e *Echelon* : hôpitaux mobiles, hôpitaux sédentaires et dépôts de convalescents.

3e *Echelon* : ambulances d'évacuation, trains d'évacuation, ambulances provisoires de gare.

Effectif médical de Corps d'armée et d'Armée. — Le Corps d'armée mobilisé (30,000 hommes) conserve son Directeur sanitaire du temps de paix (inspecteur ou principal de 1re classe) connaissant les aptitudes du personnel.

Le service est assuré sous ses ordres dans les 3 échelons du Corps d'armée par 169 médecins, 850 infirmiers, 1,052 brancardiers, soit un médecin pour 177 hommes d'effectif (1).

(1) 160 médecins par corps d'armée prussien en 1870.

Personnel technique du Corps d'armée.

TABLEAU F.

	CADRE ACTIF.			RÉSERVE.		Infirmiers.		Brancardiers.
	Principal de 1re classe.	Médecins-majors.	Aide-majors.	Aide-majors.	Médecins Auxiliaires.	de visite	d'exploitation	
1° Service régimentaire	»	14	13	9	31	135 (printed across both columns)		536
2° Service hospitalier (ambulances actives et d'évacuation, hôpitaux mobiles, trains, etc., etc)	1	20	6	37	(ambulance provisoire de gare) 1	212	475	516
Armée territoriale	»	»	»	37	»	4	24	»

Pour une Armée formée de 4 corps d'armée (120,000 hommes) il y aurait 1 médecin inspecteur, directeur du service de l'Armée :

4 principaux de 1re classe, directeurs de Corps d'armée,

672 médecins,

7,608 hommes de troupes sanitaires (non compris : train, officiers d'administration et pharmaciens).

A la *mobilisation* (guerre) ou simplement *convocation* (grandes manœuvres), que doit faire le médecin auxiliaire ?

1° **Convocation en temps de paix.** — Dès reçu de l'ordre de convocation, il se rend à l'Intendance où il lui est délivré une *feuille de route* mentionnant des *délais d'arrivée* (1 jour par 360 kil.), qu'on ne peut outrepasser.

Cette pièce (qu'il faut se garder de perdre) assure le 1/4 de place en chemin de fer (2e classe, sous-officiers), l'indemnité de route 0,23 par kilomètre et l'indemnité journalière, 3 francs. Le tout est totalisé en un *mandat* qui est remis en même temps et qu'il faut porter acquitté pour le toucher le *lendemain au plus tard* à la Trésorerie générale avec la feuille de route sur laquelle le payeur constate le versement.

A l'arrivée au régiment, se présenter d'abord au rapport du colonel (9 heures du matin), puis porter sa feuille de route à la place et à l'Intendance où on y date un visa d'arrivée.

La reporter après ces formalités au trésorier du régiment, qui fait entrer en solde du jour du départ de la résidence. Cette solde ne cesse que le lendemain de la fin du stage.

Le jour même de l'entrée dans la famille régimentaire, faire en grande tenue les *visites d'arrivée*, au commandant de place, au colonel, au lieutenant-colonel, au médecin-chef du régiment (dont on prend les ordres pour le service), enfin aux officiers supérieurs et aux autres médecins toujours en descendant *l'ancienneté* et la *hiérarchie*.

Il sera de bon effet de se présenter au plus ancien des *capitaines*, *lieutenants*, enfin *adjudants*, à la table desquels le médecin auxiliaire va prendre place.

Cette première prise de possession, faite avec tact et même exagération de minuties, facilitera beaucoup le service ultérieur.

A la fin du stage, faire les mêmes visites dites *de départ*.

2° **Mobilisation.** — L'article 9 du Règlement du 22 juillet dit : « A partir du moment où le décret de mobilisation est publié, les médecins auxiliaires sous peine d'encourir les pénalités prévues par le Code de Justice militaire doivent rejoindre directement le lieu de mobilisation dans les délais mentionnés.

Avec sa lettre de nomination, le médecin auxiliaire reçoit un ordre de route indiquant le régiment, le lieu à rejoindre, le délai et donnant droit au transport gratuit en chemin de fer. Mandaté à l'intendance de 1re mise d'équipement d'entrée en campagne, il rejoint au plus vite, même présentation au rapport du chef de corps, mêmes visites d'arrivée que ci-dessus.

Il fait *popotte* avec les adjudants (ordinairement par quatre). Le fourrier d'état-major lui indique à l'arrivée aux cantonnements son logis, la place d'alarme à rejoindre au premier signal, le lieu de réunion des voitures à bagage, de l'ambulance, le poste servant à la visite régimentaire, etc.

Il établit les bons de vivres de campagne qu'il va toucher aux distributions et remet en nature avec ceux des adjudants ou assimilés(1) au cuisinier de la popotte commune.

Ration de vivres de campagne.

Pain........ 750 gr. ⎫ pain de soupe,
ou biscuit... 550 gr. ⎭ 250 gr.

Equivalence chimique
(avec 300 gr. de viande fraîche).
22 gr. d'azote.
365.80 de carbone.

Viande	fraîche ou bœuf salé...	300 gr.	
	ou de conserve........	200 —	(2)
	ou lard..............	240 —	
	Légumes secs.........	60 —	
	Sel..................	16 —	
	Café torréfié.........	16 —	
	Sucre	21 —	

(1) Sous-chef de musique, chef armurier de 1re classe, vaguemestre, etc.

(2) Peut se manger telle quelle (marches forcées sans halte, grand-gardes où l'on ne doit pas faire de feu). Poids de la boîte du sac, 1,320 gr.

Le soldat porte sur lui quatre jours de vivres (3), il en a deux dans le convoi régimentaire, quatre dans le convoi administratif, soit *dix jours* de provision dès la mise en marche.

Comme la solde, les vivres de campagne datent du jour du départ de la residence.

L'ennemi Épidémie. — Principales causes de mortalité en temps de guerre.

On meurt plus à la guerre des maladies que du feu ; cet axiome qui est de toutes les guerres avait été méconnu faute de statistiques. Il est consolant de penser qu'un Commandement hygiéniquement exercé et un service sanitaire à initiative renverseront la proportionnalité. L'armée prussienne en 1870 en a fourni la preuve excellente :

Tués.	Morts de maladies.
17,572.	12,175.

mais *en règle, l'inverse se vérifie* même dans les guerres les plus récentes.

	Tués. —	Morts de maladies.
Crimée.....................	20000	74000
Mexique....................	784	6654
Guerre de 1866.............	2931	6427
Guerre de Bosnie............	993	2080

(1) Ces vivres du sac existent en approvisionnement aux lieux de mobilisation.

Dans la guerre russo-turque (armée du Danube et du Caucase), effectif :			
	1877	652038	25307
	1878	736726	58137
Les décès ont presque doublé en 1878 ; c'est la deuxième année de guerre, celle où (comme en Crimée) l'agression morbide s'est capitalisée par continuité.			
	Au total....	36452 tués.	83446

Le règlement prussien de 1878 dit : « Les « épidémies d'armées sont les plus redoutables « ennemis des troupes en campagne, elles « peuvent paralyser le général en chef dans « l'éxécution stratégique et méme amener la « cessation des opérations militaires». (Dobruscha, 1854 ; Maroc, 1859 : toutes deux arrètées par le choléra.)

Avec les gros effectifs actuels de peuples armés, les guerres par le surmenage (1), la nutrition insuffisante, l'encombrement, la facilité de contage, le confinement dans les casemates ou les parallèles, le moral affaissé (2)

(1) Après sa défaite à Coulmiers, le corps de Von der Tann fit 17 lieues en 26 heures, ce qui produisit plusieurs cas de *cœur forcé*. (Fræntzell.)

(2) Il est mort 17,241 Français prisonniers en Allemagne, soit près de 58 pour 1000 et 1701 internés en Suisse.

conduisent bien vite aux épidémies que nous classerons ainsi :

Epidémies vraisemblables d'une guerre en Europe.	*Dysenterie.* *Fièvre typhoïde* et *typhus*, peut-être *variole* (la revaccination n'étant pas encore entrée dans nos mœurs aussi avant qu'en Allemagne.

Epidémies improbables :	*a.* exotiques importées,	*choléra.* *peste à bubons*
	b. d'alimentation,	*scorbut.*

Contage possible d'une guerre dans l'Est.	Ophthalmie égyptienne.

L'épidémie la première en date et en morbidité sera toujours la :

1° Dysenterie.

Elle est de toutes les guerres ; il y a des guerres sans choléra ou variole, il n'y en a pas sans dysenterie.

	Sur fiévreux de toute nature.	Dysenterie ou diarrhée.
Anglais en Crimée.....	113.562	52.046 (près de moitié).
Guerre d'Italie......... Hôpitaux d'Alexandrie.	15.427	4.100 (près du tiers).
Hôpital de Milan...... (Casa de Correzzione)..	1.676	970 (plus de la moitié).
Mexique...............	1653 décès.	

	Décès.	
Guerre de 1870 (Prussiens)	2000 dont	16 officiers.
Guerre russo-turque (1)	5275	42.913 cas.
Guerre de Bosnie et d'Herzégovine......	324	

« Elle a déterminé la mortalité la plus élevée après la fièvre typhoïde » et, ce qui dit bien son rôle de guerre, c'est que de 0,1 pour 1,000 dans l'armée autrichienne (en garnison), sa mortalité s'est élevée à 4,7, soit 47 fois plus.

Prophylaxie. — 1° Faire porter la ceinture de flanelle, diaphragme, mauvais conducteur évitant le refroidissement abdominal, proscrire le pantalon de toile au bénéfice des vêtements de drap.

2° En arrivant à l'étape, mettre des sentinelles aux fontaines et puits pour empêcher l'ingestion immodérée d'eau ; ne laisser boire qu'un quart d'heure après l'arrivée et *après avoir mangé.* (Instruction pour le soldat allemand, de Von Dossow).

3° Suspecter les sources d'usines, d'exploitations agricoles et surtout les *eaux marécageuses.* (L. Colin.)

(1) La guerre est une épidémie de traumatismes, et cette épidémie est inconcevable sans une affection concomitante du canal intestinal. (Pirogow.)

interdire aux soldats de se dévêtir trop vite, d'aller immédiatement laver leur linge, ou prendre des bains dans une rivière dont la fraîcheur n'attire que trop, de se coucher sur l'herbe des rives généralement humides, de dormir en plein air la nuit.

L'eau chargée de substances organiques sera traitée par l'ébullition pour détruire les ferments, et coupée de café ou de vin. On désinfectera les linges tachés et les selles, sources de contages violents (désinfectants à bon marché : chlorure de chaux et de zinc, 0,40 à 0,45 le kilog (L. Vallin), huile lourde de houille (Desbrousses) qu'on peut se procurer par réquisition dans toutes les usines à gaz (villes ou gares).

Enfin toute diarrhée sera combattue dès ses débuts. Avec ces mesures bien connues, publiées *à l'ordre*, sérieusement surveillées, on atténuera dans une proportion sérieuse le chiffre des hospitalisations et des disparitions du rang ; double bénéfice budgétaire et tactique.

2° Fièvre typhoïde et typhus.

Ces deux maladies diffèrent par symptomatologie, degré de contage, mortalité, anatomie pathologique, mais toutes deux ont une genèse commune : le *miasme humain*, et elles s'éteignent de même par *dissémination*.

Il n'y a pas identité, mais elles voisinent volontiers en guerre, et quelquefois l'une paraît être la varioloïde de l'autre.

Dans les guerres récentes, le typhus semble de plus en plus s'effacer devant la fièvre typhoïde ; on dirait que l'hygiène mieux écoutée étrangle cette épidémie, comme le vaccin la variole.

En 1870, la Statistique prussienne les réunit sous même étiquette :

TYPHUS ET FIÈVRE TYPHOIDE.

	Décès.
Prussiens.............	4781 dont 88 officiers.
Bavarois, Saxons, Hessois, Badois, Wurtembergeois.........	2154 dont 7 officiers.
En tout.....	7300
Mexique.............	520 décès.
Guerre de Bosnie......	944 par fièvre typhoïde et 21 par typhus exanthématique.

Ces 21 décès isolés étonnent, en présence de la contagion si violente pour le personnel de secours (1). 58 médecins morts en Crimée, 27 en Algérie, typhus de famine de 1868. Nous lisons au-dessous : « On remarque que les taches « lenticulaires sont souvent tellement nom-

(1) 2 infirmiers prirent le typhus en manipulant des effets (retour de Crimée) au magasin d'habillement de Marseille. (Michel Lévy.)

« breuses que le diagnostic devient hési-« tant (1) ».

Quoi qu'il en soit, en Tunisie, la fièvre typhoïde bien seule a fait de nombreuses victimes.

Dans la guerre russo-turque, nous trouvons :

Typhus exanthématique (contracté des Turcs après la prise de Plewna) 25,302 cas. 7,600 décès.

Fièvre typhoïde..... 66,304 cas. 9,318 décès.

Prophylaxie. — Elle tient en trois mots de lieu commun, mais de pratique trop rare qu'on devrait écrire au fronton de toute habitation militaire : hôpitaux ou casernes :

Aérer, isoler, désinfectér.

Il faudra dans chaque régiment multiplier les soins de propreté individuelle : ablutions, lavage du linge, surveillance de l'alimentation des cuisines, surtout des latrines et des abattoirs : ne tolérer autour du camp aucune mo-

(1) Pratiquement, on s'aperçoit à la longue en campagne que les épidémies se greffent les unes sur les autres. Il y a eu en Crimée des typhus à la fois scorbutiques et dysentériques, etc. : c'est une création d'hybrides. Pirogow dit qu'à la fin de la guerre russo-turque « *les types se brouillaient.* »

L'action du typhus sur l'évolution des blessures a déjà été signalée par Larrey, après Austerlitz.

lécule de matière animale en décomposition à l'air libre.

Si les troupes sont campées, abattre et déplacer les tentes fréquemment; si elles sont cantonnées, varier les cantonnements, déplacer les régiments.

Quand les nécessités de guerre obligeront à entasser, lutter par des désinfections actives et par l'ouverture des portes et fenêtres maintenue, quelle que soit la température. Mieux vaut une bronchite *individuelle* que l'affection *diffusible* de l'encombrement.

Après une affaire, on désinfectera les champs de bataille le plus vite possible, surtout si comme dans les guerres de siège (Crimée) on doit les occuper de longs mois.

Si, malgré tout, des cas de typhus se déclarent, les objets de literie, vêtements, tout ce qui a touché le malade sera désinfecté, ou mieux brûlé, ce que les Américains appellent *brûler la contagion.*

Si c'est possible, la chambre, baraque ou tente sera évacuée, désinfectée et inhabitée quelque temps, sinon les deux lits voisins seront désinfectés et les deux camarades de lit du malade mis en observation et suspectés.

Le malade lui-même, foyer dangereux et proliférant, sera mis immédiatement à l'ambulance (ambulances spéciales sous tentes, aussi éloignées du camp, isolées, disséminées et ventilées que possible).

En Crimée, tout soldat atteint de séton, de bobo insignifiant était envoyé à l'ambulance où l'on recevait des malades quelconques, y prenait le typhus et y mourait, faute d'une direction médicale qui eût imposé l'isolement.

En 1868, pendant la famine d'Algérie, les Arabes des douars vinrent en masse encombrer les hôpitaux, ils n'avaient que des affections d'alimentation, ils n'avaient pas, ils n'apportaient pas le typhus, ils le créèrent sur place, ils *typhisaient*, comme on dit alors.

Il importe que des fautes aussi douloureuses ne se commettent plus.

Il faut ne mettre dans les ambulances à typhiques que des typhiques ou des douteux, défendre toute visite de *pays* ou de camarades, isoler absolument les malades et ne laisser avec eux que des médecins et infirmiers dont ce péril est le devoir.

La fièvre typhoïde et le typhus sont certainement à craindre en première ligne pour les multitudes armées de l'avenir, les assiégeants, surtout les assiégés enterrés en casemates ; il est rassurant de savoir que c'est une épidémie malléable, pouvant être vaccinée par l'hygiène (*eminently preventable*).

3° Choléra.

D'importation comme le seraient la peste ou la fièvre jaune, il n'y a guère lieu de le prévoir pour les armées d'Europe, sauf le cas d'une invraisemblable négligence d'hygiène internationale qui lui ouvrirait ses deux routes : la *voie des caravanes*, ou celle de *Suez*.

Malgré la récente épidémie d'Egypte importée de l'Inde, on peut croire qu'avec un système quarantenaire rigoureux on sera à l'abri d'un fléau « qui ne s'est jamais propagé « d'un lieu à un autre en moins de temps « qu'il n'est nécessaire à l'homme pour s'y « transporter (1). »

	Cholériques	Morts
En Crimée : armée française	25,307	9,024
» » anglaise	7,575	4,513

Prophylaxie. — Système quarantenaire, isolement, ceintures de flanelle, désinfection des vomissements et des selles (solution phéniquée ou hypochlorite de chaux au 1/12, instruction du Comité de santé, 20 juillet 1883); faire bouillir l'eau d'alimentation, traiter toute diarrhée (*prémonitoire*) dès ses débuts.

A la suite d'ingestion immodérée de fruits et surtout d'eau froide, le corps en sueur, il se produira toujours pendant les chaleurs quelques cas de cholérine ou choléra estival.

4° Scorbut.

Maladie d'alimentation s'effaçant chaque jour devant l'hygiène.

(1) Conférence internationale de Vienne, 1874.

Morbidité et mortalité en Crimée (Chenu, p. 69 à 128).

Français (scorbutiques)	22,250	morts	645
Anglais »	2,090	»	178
G. russo-turque (1878)	1,651	»	161

En 1870, il n'y a eu que quelques cas de malingres à Paris et pas un au siège de Metz (Laveran); en Bosnie, le scorbut n'est pas signalé.

Prophylaxie. — Végétaux frais, viande fraîche (de Chaumont), *limon juïce* qui figure pour deux kilogrammes dans l'approvisonnement d'infirmerie de forts, c'est en effet une maladie d'assiégeants et d'assiégés, de parallèles et de casemates.

5° Variole.

En Crimée on n'en signala que vingt-neuf cas, (expédit. Chine, 48 décès, dont le général Collineau) mais il y eut au siège de Paris 7,578 cas ; 1,074 décès (1).

La morbidité fut aussi très élevée en province (camp de Conlie).

Pendant ce temps, aux prises avec un contage identique, l'armée prussienne n'avait que 261 décès par variole. (Voir p. 31.)

Ophthalmie égyptienne. — Une guerre dans

(2) L. Colin. La variole au point de vue épidémiologique et prophylactique, 1 vol. in-18. Paris, 1875.

l'Est pourrait mettre en jeu le contact très actif de l'ophthalmie granuleuse dite belge, égyptienne, conjonctivite contagieuse, etc., qui presque inconnue chez nous cause dans les armées prussienne, autrichienne et belge une morbidité considérable :

Prusse...	1868....	23,283.
	1869....	26,649.
	1874-78.	12,800 (moy. de 4 a.)
Autriche...	1869......	16,368 cas.

Maladies de marche.

1° *Plaies de marche.* — Dès les premières étapes dans toutes les guerres, un grand nombre de fantassins entre à l'ambulance pour excoriations : on ne les revoit plus.

C'est une source très effective de déchets de combattants (11,421 blessures de marche en 1870-71 ; Chenu).

Guerre de Bosnie : 9,937 cas.

Il faut prévenir ces accidents insignifiants en eux-mêmes, mais d'importance au point de vue du *travail utile* d'une armée. Les chaussures seront larges ; on enlèvera les clous, chevilles, ou fils de couture pouvant faire saillie à l'intérieur; les pieds seront enduits de graisse, suif, beurre, cérat saturné, baignés d'eau alunée ou d'une forte solution de tannin.

En cas d'ampoule, on percera l'épiderme avec

une aiguille en ayant bien soin de ne pas enlever la peau et on enduira d'un des corps gras ci-dessus. Passer un fil cause souvent des ulcérations.

L'ampoule du talon est la moins gênante; toute l'attention se portera sur celle qui siège à la racine du gros orteil, point d'appui physiologique de l'avant pied-sur le sol (*talon antérieur*). Ce sera presque toujours la plus douloureuse et celle qui arrête, car si l'on peut *suivre* en marchant sur la pointe du pied on ne peut le faire sur le talon.

2° *Insolations.* — Les insolations sont assez fréquentes (dans l'infanterie surtout, plus en contact avec le sol échauffé) et en août ou juillet, qui sont les mois de déclaration de guerre et de batailles.

Guerre de Bosnie, 2,131 cas, 50 décès.

Il faudra disséminer, espacer les troupes pour la marche (1), coucher le malade à l'ombre, ôter sa tunique et sa cravate, tout ce qui étrangle le cou ou la poitrine. Et alors si la *mine est pâle*, faire boire quelques gouttes d'eau-de-vie; si la *mine est rouge*, projeter de l'eau froide sur la tête, qu'on tient haute. Ces mots : mine pâle et rouge se trouvent dans l'*Instruction pratique du soldat allemand* de Von Dossow; ils vulgarisent bien les deux état syncopal ou congestif du coup de chaleur.

(1) Laveran. Maladies et épidémies des armées. Paris, Masson, 1875.

Dans les deux cas, faire des frictions sèches sur la poitrine, les bras et les jambes. (Rouleau de secours.)

Le couvre-nuque est un écran de bonne préservation. Toutefois, pendant la guerre russo-turque, les soldats qui avaient recouvert leurs casquettes d'une coiffe blanche ont été obligés de la quitter, parce qu'elle servait de point de mire (1).

(1) On pourrait faire le couvre-nuque vert (couleur de feuille) ou cachou (couleur de terre), le ponvoir absorbant de ces deux couleurs, surtout de la première, est assez faible.

CHAPITRE IV

PREMIER ÉCHELON DE SECOURS

Subdivisé en : *Postes de secours* et *Ambulances*.

§ 1er. Poste de secours.

Sorte d'ambulance primaire ; il est desservi par les médecins de régiments. (Voir tableau G.)

Nous avons décrit les *sacs*, *sacoches d'ambulance*, *rouleau de secours* (la boîte n° 23 constituant seule l'arsenal chirurgical régimentaire). Le matériel comprend en outre les *musettes de pansement* (30), *bidons* (60), enfin le chargement des trois voitures médicales régimentaires contenant chacune deux cantines médicales, deux paniers de réserve de pansement.

La *musette de pansement* contient 2 écharpes, des bandes, ruban de fil, épingles, charpie comprimée (100 grammes) et une pelote compressive de Larrey (1) Les *bidons* avec cour-

(1) On pourrait y ajouter des médicaments dits de syncope : alcoolé de cannelle, acide acétique ammoniaque, de l'acide phénique pour antisepsie primitive, le tout emprunté à la cantine n° 1.

TABLEAU G.

Personnel et Matériel de secours du Service régimentaire en campagne.

	PERSONNEL.						MATÉRIEL.					
	Cadre actif.		Réserve.		Troupes techniques (1)							
	Médecins-Majors.	Aide-Majors.	Aide-Majors.	Médecins auxiliaires	Infirmiers.	Brancardiers.	Sacs.	Rouleaux de secours.	Musettes.	Bidons.	Voitures médicales régimentaires.	Voitures d'ambulances à 2 roues.
Régiments de ligne, zouaves, tirailleurs...	1	1	1	3	12	52	3	3	30	60	3	
Bataillons de chasseurs..................	1		1		4	17	1	1	10	20	1	
Régiments de cavalerie (brancardiers remplacés par deux voitures légères pour transport des blessés)................	1				4	pas	2	Sacoches 2	4	8	1	2
Groupes de 4 batteries divisionnaires......		1		1	4	17	1	1	10	20	1	
1er groupe de batteries de corps..........	1			1	4	17	1	1	10	20	1	
2e groupe de batteries de corps...........		1		1	4	9	1	2	6	12	1	2
Groupe de 3 batteries de division de cavalerie................................		1		1	3	pas	1	1	4	8	1	2
Réserve générale d'artillerie à 8 batteries.	1	1		2	8	34	2	2	20	40		
Réserve générale d'artillerie à 6 batteries.	1	1		1	6	26	2	2	15	30	2	

(1) Gradés compris.

roie sont de 1 litre (recouverts de drap bleu avec croix rouge).

C'est le matériel spécial à la ligne de feu et réparti entre les brancardiers.

La voiture médicale régimentaire (poids chargée, 743 kilog.) comprend :

1° Un tonneau cerclé en fer de 30 litres (à tenir au plein un jour de combat); 1 bidon de 10 litres, 8 brancards d'ambulance avec bretelles, soit à 3 voitures ; 24 brancards par régiment pour les 48 brancardiers; 2 fanions (1 tricolore, 1 à croix de Genève); 2 lanternes (rouge et blanche).

2° *Une paire de cantines médicales.* — N° 1 ou *à médicaments* (50 kilog.), contenant 3 triangles, 6 écharpes, 6 kilog. 200 de linge à pansement, 1 kilog. de charpie comprimée en paquets de 100 grammes, 1 kilog. 500 de coton cardé comprimé, 10 mètres de gaze à pansement, 4 mètres de diachylon, 2 trousses d'infirmiers de visite.

Du perchlorure de fer (hémorrhagie), chloroforme (anesthésie), acide phénique (désinfectant), acide acétique, vin cordial et ammoniaque pour syncope. (Les flacons sont protégés contre les chocs par un matelas d'étoupe.)

Cantine n° 2 ou à pansement (49 kilog.) contient :

7 kilog. 300 de linge à pansement, dont 5 écharpes, 3 kilog. de charpie comprimée, 4 attelles en bois, 12 en fil de fer, 4 gouttières.

3° *Une paire de paniers de réserve de panse-*

ment (poids, 77 kilog.); le n° 1 ou *à médicaments* contient :

20 triangles et 10 écharpes (toujours très pratiques en premier secours) ;

15 kilog. de linge à pansement; 2 kilog. de charpie, 2 de coton (tous deux comprimés) ; à peu près mêmes médicaments que cantine n° 1 dont il constitue la réserve.

Le panier n° 2 ou *à pansement* contient :

12 gouttières en fil de fer avec leurs 12 coussins matelassés; 27 attelles en bois ; 1 carnet et 250 fiches de diagnostic ; 4 pelotes compressives de Larrey; enfin, 2 litres d'eau-de-vie (utiles, mais dont il faudra surveiller l'emploi).

On ne peut évaluer, avec la variété des blessures (balles, éclats d'obus), à combien de pansements peut suffire exactement ce matériel, mais on peut supposer :

1° Qu'il sera insuffisant, qu'il faudra toujours emprunter le plus possible au linge du soldat (mouchoirs, cravates, ceintures de zouaves) pour triangles et écharpes d'improvisation.

2° Que le médecin-chef devra porter tous ses soins après une affaire à se recompléter en particulier d'*attelles*, *gouttières* et *compresseurs* (fractures et hémorrhagies), dont il lui sera difficile de rentrer en possession après envoi à l'ambulance.

Fonctionnement. — Voilà donc le régiment d'infanterie (3,000 hommes) engagé. Sur l'ordre du chef de corps (art. 12, instruction du 26 février 1883), et suivant le terrain et le front occupés, le médecin major organise un seul (le plus souvent, deux ou trois postes de secours); il répartit son personnel et s'assure que l'approvisionnement d'eau est au complet (*bidons et réservoirs*). Il n'y aura jamais une grande latitude pour le choix du site ; l'instruction ministérielle dit : « à la hauteur des réserves de bataillons, en dehors des points ayant une importance tactique » (1000 mètres environ en arrière de la chaîne de tirailleurs).

Nous dirons à propos de l'ambulance (les règles sont les mêmes) de quels abris (murs, rideaux d'arbres, plis de terrain) il faudra couvrir les blessés de son mieux. Avec la portée grande des armes, et le tir plongeant qui fouille partout, le poste de secours sera parfois hanté par les balles.

Pour la cavalerie, en cas de combat à pied (assez fréquent), se placer à proximité des chevaux tenus en main et pour lesquels le commandement aura avec raison choisi l'abri le plus couvert et le mieux efficace.

Pour l'artillerie, il sera pratique de se mettre non en arrière des pièces, ce qui ferait recueillir tous les coups *trop longs*, mais sur les côtés du groupe de batteries, où n'arrivent que quelques coups *mauvais en direction*, qui, avec la précision actuelle du tir, seront bien vite rectifiés par l'ennemi.

Dans tous les cas, l'expérience et le coup d'œil du médecin-chef auront toujours à jouer un rôle considérable. Bien que le service régimentaire puisse se fractionner (personnel et matériel) en trois sections représentées par les moyens d'un bataillon de chasseurs, il n'y aura le plus souvent dans les combats d'Europe (ordre par régiments ou par brigades accolés, profondeur 1600 mètres, front de 400 à 1000 mètres) (1) qu'un seul poste de secours par régiment.

Cependant, il est essentiel que le sectionnement demeure toujours facile pour suivre les combattants et *emboîter le pas de la troupe*. En règle, les voitures ne seront pas dételées, une partie des paniers ou cantines prêts au rechargement, les infirmiers et brancardiers prêts au groupement au premier signal pour se porter en avant.

Brancardiers régimentaires. — Le transport entre la ligne de feu et le poste de secours (1er 1/2 échelon) se fait par les brancardiers régimentaires; entre le poste de secours et l'ambulance (2e 1/2 échelon), par les brancardiers d'ambulance. Il est inutile de risquer des voitures, même dans ce 2e 1/2 échelon : ce serait risquer de faire tuer les attelages et d'annihiler un matériel précieux en l'immobilisant.

Les brancardiers régimentaires (48 soldats,

(1) Le front peut être d'environ 2 kilomètres pour une brigade, 4 pour une division, 8 pour un corps d'armée, avec à peu près un quart de l'effectif n réserve.

4 gradés) sont fournis : 1° dans *l'infanterie*, par les musiciens et ouvriers d'infanterie passés dans la réserve (2 musiciens et 2 ouvriers par compagnie) ;

2° Dans l'*artillerie*, par les musiciens des écoles d'artillerie et les musiciens réservistes (2 musiciens de l'école et 2 musiciens de réserve par batterie montée ; lettre collective du 3 novembre 1883). Pour les infirmiers, au départ de chaque classe, les régiments d'infanterie en désignent 4 (2 dans la classe la plus ancienne, 2 dans la deuxième portion du contingent) ; les régiments de cavalerie et d'artillerie, 2 parmi les hommes ayant le moins d'aptitude pour l'équitation (les sous-officiers d'infirmerie et porte-sacs en font toujours partie).

Ces infirmiers reçoivent une instruction aussi rapprochée que possible de celle des infirmiers de visite. Dans ce but, ils font à l'hôpital de garnison un stage de deux mois et suivent aussi le cours des brancardiers (15 à 20 séances théoriques, 5 à 6 pratiques) fait par le médecin chef du service régimentaire sous sa responsabilité. La plupart des modes et Manuels d'instruction se sont inspirés en France comme partout de l'*Instruction prussienne*, très pratique (1).

(1) Delorme. Manuel technique du brancardier. Paris, Dumaine, 1880.

Granjux. Manuel du brancardier régimentaire. Paris, Berger-Levraut, 1880.

Huguenard. Guide théorique et pratique de l'in-

En Prusse, on fait des excercices sur le terrain, avec blessés simulés, munis de fiches de diagnostic, dont on organise le pansement et le transport. M. Dauvé, directeur du service de santé du 6e corps, vient de faire au camp de Châlons, avec MM. Perrin, Letellier, Pilet, une expérience très réussie de ce que nous appellerons les *grandes manœuvres médicales.*

En Russie, Angleterre, Prusse, il y a quatre hommes par brancard ; les deux porteurs de relai se chargent des armes et du sac qui peut offrir en linge des ressources appréciables. Chez nous, les musiciens seront chargés d'aller à moitié chemin du 1er 1/2 échelon prendre le relai des brancardiers qui retourneront à la ligne de feu.

Brancards (variétés, improvisations). — Le *brancard réglementaire* est et demeure le mode de transport le plus pratique du 1er échelon. Il est composé de hampes à pied, longues de 2m,25, dont l'écartement est maintenu par des traverses et sur lesquelles est clouée une toile de 1m,81 (goudronnée en Prusse). Le côté de la tête est surélevé de 11 centimètres ; des bricoles, assujetties aux hampes et graduées à la taille par des boucles, font porter une partie du poids sur les épaules.

Les vingt-quatre brancards de régiment se-

firmier et de l'ambulancier sur le champ de bataille. Paris, Dumaine, 1881.

ront souvent insuffisants ; on aura recours alors aux brancards improvisés : deux fusils avec les bretelles entrecroisées, le pontet en l'air ; deux fusils ou deux perches avec un sac à distribution, un paillasson, etc.

Le grand défaut de ces improvisations est que l'écartement n'étant pas maintenu par des traverses, la toile fait sac.

Il faudra toujours précautionneusement soumettre leur solidité à une épreuve sérieuse de peur de chute toujours grave.

Le plus pratique de ces brancards d'occasion demeure la civière (qui sert à enlever le fumier dans les fermes), recouverte d'un peu de paille.

Avec la portée et la précision actuelles des armes, l'enlèvement rapide des blessés s'impose de plus en plus ; chaque minute de gisement sur le terrain peut être l'occasion d'une atteinte nouvelle, peut-être mortelle (1).

Les blessés légers (séton, sillon) vont à pied à l'ambulance ou continuent le combat ; sauf le cas d'hémorrhagie grave, les blessés des membres supérieurs rejoignent le bras en écharpe. (Voir fig. p. 61.)

Il ne reste guère sur le terrain que les plaies pénétrantes de poitrine, abdomen, tête (*commotion*), les blessures d'éclats d'obus (*stupeur*)

(1) 280 balles ou éclats pour le schrapnell lourd ; 167 pour le léger, effets jusqu'à 100 mètres du point d'éclatement (Prusse).

et surtout les blessures des membres inférieurs, les plus nombreuses. (Voir chap. VII.)

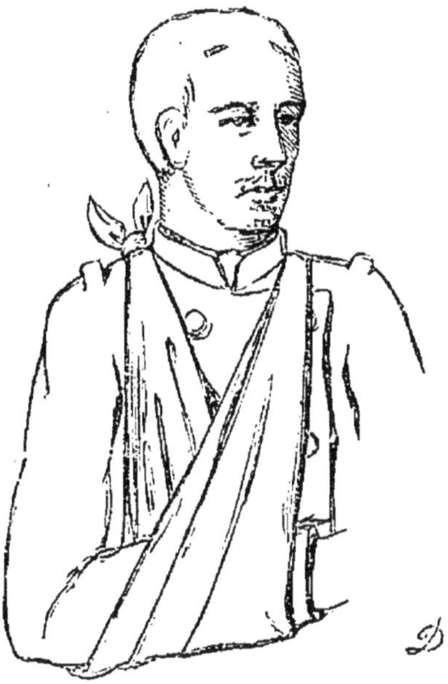

Fonctionnement du poste de secours. — Voici donc les blessés se traînant ou transportés (1) au poste de secours. Les arrivages se succèdent; un *premier triage* rapide doit avoir lieu. L'arrêt des hémorrhagies, l'immobilisation des fractures, la réunion des plaies simples, les régularisations les plus urgentes, des lambeaux d'arrachement peuvent avoir lieu, mais *il faut savoir se borner* (2). On don-

(1) 26 minutes en se relayant 8 fois pour transporter un blessé de la ligne de feu au poste de secours (1300 mètres); 18 minutes pour revenir à vide (Longmore).

(2) L'extraction immédiate des projectiles, les opé-

nera à boire aux blessés déjà désaltérés pendant le transport par les bidons des brancardiers, puis on les évacuera sur l'ambulance après leur avoir attaché à la boutonnière une fiche de diagnostic qui évitera des tâtonnements, interrogatoires et manipulations nouvelles.

En règle, le blessé grave *ne sera pas changé de brancard*; les brancardiers d'ambulance le prennent tout chargé et laissent leur brancard vide en échange; surtout, sous aucun prétexte, des soldats *non blessés* ne peuvent quitter le rang pour conduire un camarade à l'ambulance.

On ne saurait trop insister sur l'importance d'un bon premier secours régimentaire, qui décide quelquefois de la vie du blessé.

Après chaque affaire, le médecin chef de corps adressera au directeur sanitaire du corps d'armée un compte rendu spécial.

Il lui fournit en outre *quotidiennement* un état de mouvement des malades et *tous les cinq jours* un rapport sur l'ensemble du ser-

rations rapides sur la place de pansement ne sont nullement de pratique, aussi bienfaisante qu'on l'estimait autrefois. L'exploration des plaies récentes par la sonde ou le doigt, le débridement sanglant, l'enlèvement des esquilles primaires sont en général nuisibles et ne doivent être permis qu'exceptionnellement et sous la surveillance de chirurgiens expérimentés. (Pirogow. Guerre russo-turque).

vice. Cette correspondance passe par l'intermédiaire du chef de corps (art. 10).

A partir du premier jour de la mobilisation, le médecin chef tient un carnet mentionnant, pour chaque blessé, nom, grade, numéro de la compagnie, nature de la blessure, sa date, soins donnés, etc. (art. 11).

§ 2. Ambulances.

L'ambulance est en rapport avec un nombre variable de postes de secours (quatre en général).

Il y a quatre ambulances par corps d'armée :

Une du quartier général (1); deux ambulances divisionnaires d'infanterie ; une ambulance de brigade de cavalerie.

Le tableau H en donne la composition (personnel et matériel de transport); il y est ajouté, pour avoir un tableau complet d'ambulances de guerre, la composition (personnel et matériel) d'une ambulance de cavalerie indépendante ne faisant pas partie du corps d'armée.

Personnel. — Les infirmiers d'ambulance

(1) Les ressources (personnel et matériel) de l'ambulance du quartier-général qui ne correspondent comme secours qu'à l'artillerie et aux troupes fractionnées (génie, escortes) semblent indiquer que le médecin-chef du corps d'armée y garde sous sa main une sorte de *réserve* pour parer aux besoins ou vides des autres ambulances du Corps d'armée.

(32) sont fournis par la section d'infirmiers du corps d'armée. Les brancardiers (172) sont choisis parmi les réservistes musiciens et ouvriers d'infanterie en excédent et parmi les réservistes, hommes à la disposition des sections d'infirmiers et des régiments d'infanterie.

Le tableau H donne la répartition du personnel médical, la plus usuelle dans le type le plus répandu (*ambulances divisionnaires d'infanterie*), six médecins : quatre du cadre actif, deux de réserve ; il n'y a pas de médecin auxiliaire. En fait, il faut toujours en prévoir par fonte du personnel.

Matériel. — Outre les voitures de transport à quatre et à deux roues, le matériel plus spécialement technique de l'ambulance (ambulance type n° 1 divisionnaire d'infanterie) se compose de :

1° *Deux voitures de chirurgie* (poids, chargé : 1550 kilog.) contenant chacune, outre les médicaments usuels :

147 kilog. de linge à pansement, 40 de charpie, 25 de coton cardé.

10 mètres de gaze à pansement, 50 coussins à fractures, 46 coussins pour gouttières.

Quatre boîtes n°s 3, 4, 25, 26 et 27 du nouvel arsenal; 1, 2 et 17 de l'arsenal de 1859 (amputations, résections, trépanations, résections des os, instruments divers pour extraction des projectiles, trousses de médecins (1), d'infirmiers de visite (2) et de réserve (3).

TABLEAU H.

Personnel et Matériel de secours des Ambulances.

	Cadre actif.			Réserve.		Infirmiers									
	Principal 1re classe.	Major.	Aide-Major.	Aide-Major.	Médecin auxiliaire.	de visite.	d'exploitation.	Brancardiers.	Voitures d'ambulance à 4 roues	Voitures d'ambulance à 2 roues.	Litières.	Cacolets.	Voitures de chirurgie.	Voitures d'approvisionnement de réserve.	Voitures d'administration.
Ambulance du quartier général...... } dites ambulances nº 1, les plus nombreuses.	1	2		4		12	20	172	6	10	10	20	2	2	2
Ambulance divisionnaire d'infanterie. } dites ambulances nº 1, les plus nombreuses.		2	2	2		12	20	172	4	6	10	20	2	2	2
Ambulance de brigade de cavalerie (ambulance nº 2)...		1	1			4	12	pas	8	3	2 fourgons (approvisionnements vivres, bagages).				
Ambulance de division de cavalerie (3 approvisionnements d'ambulance nº 2)...		2	2	2		6	22	pas			6 fourgons (idem).				

8 pelotes compressives de Larrey, 6 tubes à drainage d'un mètre, 2 poires en caoutchouc pour lavage des plaies.

1 appareil d'Esmarch, 1 seringue de Pravaz, 1 table à opérations.

226 atteiles en bois et en fil de fer, 1 bande de zinc laminé.

4 brancards, 2 fanions, 3 carnets et 1000 fiches de diagnostic.

2° *Deux voitures d'approvisionnement de réserve.* — Contenant :

Voiture n° 1 *ou à médicaments* (poids : chargée, 1192 kilog.).

Outre les médicaments divers :

8 triangles, 50 écharpes, 71 kilog. 500 de linge à pansement ;

20 kilog. de charpie, 20 kilog. de coton (comprimé), 8 compresseurs de Larrey.

51 attelles, 20 gouttières, 1 tonneau d'eau de 50 litres, 50 bidons de 1 litre.

25 *brancards.*

Voiture n° 2 ou à pansements (poids, chargée : 1197 kil.) contenant : 80 coussins à fractures, 20 pour gouttières, 15 attelles en fil de fer, 20 kil. de *plâtre à mouler* (1). 20 couvertures de laine grise, du Liébig, des conserves. 1 *tonneau de 30 litres d'eau-de-vie,* 1 tonneau de vin de 50 litres *(à surveiller).* 25 brancards, 50 bidons de 1 litre.

(1) 1245 appareils plâtrés appliqués par Pirogow (aile droite de l'armée russe) ; 3,5 pour 100 des blessés.

3° **2 voitures d'administration** (poids, chargée : 1350 kil.) portant gobelets, cafetière, moulins à café, écuelles, seaux à eau, balances, outils, papier, imprimés pour correspondance.

L'Ambulance possède donc : 50 brancards (voitures d'approvisionnement de réserve.) (28 (voitures d'ambulance à 4 ou 2 roues), 8 (voitures de chirurgie).

Total : 86 brancards pour les 172 brancardiers.

Dans l'ordre de marche (le plus fréquent, même à proximité de l'ennemi) de la *division en colonne*, l'ambulance se place dans le *gros* à 100 mètres derrière le 4e régiment et détache une section à l'avant-garde; la place des médecins auxiliaires est à la gauche de leurs bataillons respectifs en serre-file du médecin du cadre.

Emplacement. — L'emplacement peut être un château, une école, une église, mais mieux une ferme moins monumentale, moins en vue de l'artillerie ennemie qui a d'excellentes lorgnettes, mieux fournie *en paille*, cet élément de couchage, d'appareils et de pansements d'improvisation. Choisir une maison abritée, un pli de terrain à proximité de l'eau et des routes, vers postes de secours (1er 1/2 *échelon*) et vers hôpitaux mobiles (2e *échelon*).

L'ambulance est désignée le jour par deux fanions, l'un tricolore, l'autre de Genève, la nuit par 2 lanternes marines, une rouge, une blanche. Il sera prudent pendant le combat de ne pas arborer les fanions trop au faîte de l'édifice pour ne pas y attirer les obus (1870).

L'emplacement choisi, le médecin chef, qui a les mêmes devoirs et les mêmes droits que les chefs des hôpitaux militaires de l'intérieur (art. 3), assigne à chacun son rôle spécial. A l'aide du carnet *d'ordre* et *de reçus de réquisitions* qu'il tient du général commandant (art. 13), il réquisitionne des voitures qu'une partie de ses 20 infirmiers ne craignant pas d'utiliser, les habitants eux-mêmes aménagent à la hâte avec de la paille et des bâches (1).

En effet, avec les 10 ambulances *lourdes* ou *légères*, 10 paires de litières et 20 paires de cacolets, l'on n'est outillé à l'ambulance que pour une évacuation de 88 blessés dont 48 seulement couchés ; on ne peut même utiliser tous ces moyens, il faut conserver une section prête à marcher en avant, à garder le contact, ce qui est essentiel (art. 15).

La seconde moitié des infirmiers d'exploitation prépare le couchage et le bouillon, les 12 infirmiers de visite s'occupent des tisanes (2),

(1) Art. 19. Toute réquisition doit être adressée à la commune et notifiée au maire. — Art. 21. En cas de refus, le maire peut être condamné à une amende de 25 à 500 francs. En temps de guerre, quiconque abandonne le service pour lequel il est requis personnellement peut être condamné en Conseil de guerre de 6 jours à 5 ans de prison (art. 191 du code de justice militaire, loi du 3 juillet 1877).

(2) La glyzine pour confection instantanée des

cordiaux, linges et appareils à pansement, les médecins de l'arsenal chirurgical de la salle d'opérations d'urgence, etc.

Cette division du travail permet une simultanéité rapide. Entre temps, le médecin chef a avisé de l'emplacement de l'ambulance (art. 15), chacun des 4 postes de secours proportionnellement auxquels il a divisé ses 172 brancardiers en 4 sections destinées sous la direction d'officiers d'administration au drainage des blessés, du poste de secours à son ambulance (2e 1/2 échelon).

2e **Triage des blessés.** — A l'arrivée, les blessés sont disposés avec méthode en laissant entre eux de larges rues pour la circulation des médecins et des distributeurs de tisanes, bouillons. remèdes, puis ils sont triés (1er triage au P. de secours) en :

1° *Légers* : *A.* pouvant rejoindre leur corps après avoir été pansés ;

B. Evacués à pied ou en cacolets sur le dépôt de convalescents (1).

2° *Transportables* (voitures d'ambulance, de réquisition, litières et cacolets) sur l'hôpital mobile.

3° *Intransportables.*

tisanes qu'il suffit de tiédir a été judicieusement comprise dans l'approvisionnement.

(1) Ils sont formés en détachement sous le commandement de l'officier ou du sous-officier de même catégorie de blessés, le plus ancien et sous sa responsabilité.

Tous sont munis de fiches de diagnostic. Après le combat, le médecin chef d'ambulance adresse au médecin de Corps d'armée un état numérique et autant que possible nominatif avec la désignation : *évacués*, *décédés*, *restants* (double expédition, une pour le Ministre de la guerre). Cet état est complété par un rapport sur l'ensemble du service fourni régulièrement *tous les cinq jours* (en même temps, que s'il y a lieu, les demandes et propositions) et par un mouvement des malades et un état nominatif des décédés transmis *quotidiennement*.

Voilà le fonctionnement sommaire et essentiel.

Il faut un ensemble de qualités sérieuses (de commandement et techniques) pour faire un triage judicieux et obtenir :

1° L'ordre et le sang froid dans les pansements au milieu des cris et du désordre des arrivages de blessés ; 2° l'exécution rapide des réquisitions ; 3° l'ordre et la rapidité dans les évacuations (1).

Cela tout en conservant sa MOBILITÉ.

Fonctionnement des dernières guerres. — Un aperçu rapide du *fonctionnement du pre-*

(1) Les voituriers de réquisition doivent être mis entre les mains d'un médecin énergique qui leur fera faire un deuxième et troisième voyage si besoin est ; ils se débanderaient arrivés à destination sans un commandement vigoureux.

mier échelon de secours pendant les guerres les plus récentes en montrera les desiderata et combien l'organisation sur le papier est plus facile que sur le terrain.

1° LIGNE DE FEU. — Guerre de Bosnie, un brancardier a fait sur la ligne de feu la compression effective de l'artère humérale, prouvant ainsi son utilité technique. En Prusse, la moitié des médecins régimentaires et aides de lazaret reste sur la ligne de feu (tués en 1870) ; l'autre moitié installe le poste de secours (*Trüppenverbandplatz*).

En Autriche, la totalité des médecins se porte au poste de secours ; mais alors tous les arrêts d'hémorrhagie, immobilisations de fractures, constatations de syncope, mort réelle, l'antisepsie doivent être faites par les brancardiers seuls et sans surveillance.

2° PLACE DE SECOURS. — Les brancards d'improvisation demandent beaucoup de temps et sont imparfaits (Bosnie). Le brancard ordinaire est le meilleur mode de transport.

Guerre russo-turque. Les brancards sont seuls pratiques, les voitures trop lourdes et ne passent pas partout. La guerre moderne rend difficile la proximité de la place de secours : « le feu de l'ennemi est mortel à 2,000 pas. » On a reconnu que la place de secours est souvent obligée de se replier à cause des projectiles ; il est cependant nécessaire qu'elle soit à proximité de la ligne de feu pour permettre aux blessés de s'y trainer et ne pas trop fatiguer les brancardiers (Pirogow).

3° Ambulances. — (Bosnie). Le médecin chef d'ambulance est mis en contact avec les médecins des postes de secours par quelques ordonnances montées.

(Guerre russo-turque). Les ambulances divisionnaires étaient installées à 3 kilomètres des postes de secours; si elles gardent des blessés elles sont obligées de rester en arrière. Grimm dit qu'à Orchanié quelques ambulances n'ont pu rejoindre leurs corps respectifs que quelques mois plus tard (1).

« Il ne s'agit pas à l'ambulance de traite-
« ment radical, mais de préparer les blessés
« au plus vite à un transport ultérieur. »
(96 brancardiers par régiment russe, et 200 par ambulance.)

Une première section du personnel s'occupe du triage en :

Graves, }
Légers. } Hospitalisés à proximité.

Intermédiaires : évacués au loin et même dans les familles, la 2e des opérations ; la 3e, la plus nombreuse, des appareils (beaucoup plus d'appareils que d'opérations primaires) (2).

(1) Revue militaire de l'étranger, 1883, p. 297.

(2) Les amputations et désarticulations primaires semblent frappées de discrédit depuis 1870.
1870 : 275 grandes opérations sur 95,000 blessés.
1877 (guerre russo-turque) : 292 grandes opérations sur 33,000 blessés.

Les médecins russes semblent persuadés qu'il y a peu de blessés intransportables : on parle du danger d'évacuation ; le danger est bien plus grand à les agglomérer en première ligne et il en viendra chaque jour. En 1870, Leipsig, Munich et Berlin ont reçu des blessés très graves.

4° MÉDECINS DE RÉSERVE (guerre de Bosnie). Ils ont laissé à désirer au point de vue de la connaissance du règlement et de la fermeté vis-à-vis de la troupe et du personnel sanitaire. Les brancardiers et infirmiers de réserve manquent de connaissances suffisantes (*nécessité d'un stage en temps de paix*).

Les résections peuvent être retardées sans inconvénient et, dans de bonnes conditions d'hygiène, elles ne semblent pas donner de meilleurs résultats que la méthode conservatrice simple. (Pirogow.)

CHAPITRE V

DEUXIÈME ÉCHELON DE SECOURS

Transport des blessés du 1er au 2e échelon de secours. — Ici, loin des projectiles, le *brancard* cède le pas aux *voitures*.

L'ambulance lourde ou à 4 roues, dite omnibus système Mundy (poids vide, 970 kilog. 2 chevaux, caisse : longueur 2m.55 ; largeur 1m. 35 ; hauteur 1m.85, suspendue sur 6 ressorts), peut transporter des blessés couchés ou assis ou l'un et l'autre, mais il sera pratique de réserver son confortable aux couchés les plus graves (4 superposés par 2).

Les deux hampes des brancards de la ligne de feu dont il ne faut pas déménager les blessés graves sont engagées sur deux chariots à roulettes (de Beaufort) glissant sur des rails fixés au plancher de la voiture et permettant de convoyer sans secousse de l'arrière à l'avant ; les hampes sont bouclées dans des crampons fixés aux parois de la voiture.

L'ambulance légère (poids vide, 485 kilogr. ; 2 roues, 1 cheval, pas de réservoir d'eau) est suspendue par 4 ressorts ; caisse : longueur 2m.66 ;

largeur 1m. 33; hauteur 1m. 55. Elle transporte 2 blessés couchés et se charge sur rails par l'arrière comme la précédente. Toutes deux sont surélevées du sol d'environ 1 mètre, ferment latéralement, de façon *identique*, par des rideaux de toile imperméable se relevant à volonté et sont surmontées d'une galerie avec bâche portant des brancards (1) (4 ou 2 suivant la voiture), plus l'armement, les sacs et l'équipement des blessés (2). Il serait oiseux de décrire les détails de chargement et de déchargement par commandements militaires, plus encore les modes, pour ainsi dire, instinctifs de transport des blessés, à 2 mains, à 4 mains, sur le dos, dans un fauteuil, etc.

Voitures de réquisition, leur aménagement. — Les voitures de luxe bien suspendues (omnibus de chemin de fer, breacks), n'ont besoin d'aucun aménagement, mais il ne faut guère y compter outre mesure : le plus souvent on n'aura que des charrettes; le fond en sera garni de paille placée alternativement en long et en large (*feutrée*) ou de matelas (3). On y couchera, recouverts de couvertures ou capotes, les blessés graves qui n'ont pu trouver

(1) Ces brancards seront pris par les brancardiers, en échange de ceux qu'ils ont apporté. Au retour de la voiture, la restitution se fera.

(2) Une échelle ployante placée sous le marchepied et maintenue par deux tenons en fer forgé et une courroie permet d'atteindre la galerie.

(3) Voir crochets, système Lefort, p. 95.

place dans les ambulances lourdes ou légères mieux suspendues.

Elles seront recouvertes d'une bâche contre la pluie et le soleil (à défaut : de branchages) et *conduites au pas*. Ce sont elles surtout qui, en raison de leur inconfortable, seront surveillées par les médecins et les infirmiers d'escorte.

Cacolets et litières. — Les *cacolets* sont des fauteuils accrochés par paires de chaque côté du bât d'un mulet. Le blessé y est bouclé en avant par une courroie et pose les pieds sur une planchette de soutien. Les *litières* sont des couchettes de fer à fond de toile (comme les brancards) recouvertes d'un châssis mobile et placées aussi par paires, (les deux blessés se faisant contre-poids la tête dirigée en avant). Ces moyens de *cavalerie* nous effraient toujours ; nous ne saurions trop le répéter : *ne monter* un blessé qu'en cas d'urgence absolue ; les litières et cacolets dont on a sans doute doté l'ambulance n° 1 dans la prévision d'une guerre de montagnes ou pays coupé seront réservés pour les blessés les moins atteints des deux catégories assis ou couchés (1).

L'évacuation a un personnel d'escorte (désigné par le médecin chef d'ambulance) emportant une liste nominative des évacués (*feuille d'évacuation*) avec diagnostic et fiches de dia-

(1) Le transport à dos d'animaux est toujours une très mauvaise ressource et ne doit être admis que faute de mieux (Congrès international de Londres).

gnostic individuelles (1). Au départ, à l'arrivée et en route l'on prendra grand soin de désaltérer les blessés,

§ 1. 2e Échelon de secours.

Le 2e *échelon de secours* comprend :

1° Les hôpitaux mobiles de campagne,

2° Les hôpitaux sédentaires,

3° Les dépôts de convalescents.

1° **Hôpital mobile de campagne.** — (6 par corps d'armée, contenance 200 blessés). Il marche avec le convoi et doit se rapprocher le plus possible un jour de bataille afin de dégorger les ambulances et d'assurer leur mobilité comme lui-même assure la sienne par substitution de l'hôpital sédentaire.

Pour ne pas perdre le contact, l'hôpital mobile se subdivise en deux sections (de 100 blessés).

Personnel technique. — 2 médecins-majors du cadre, 4 aides-majors de réserve, 14 infirmiers de visite, 32 d'exploitation.

Le *matériel* se compose de 8 fourgons suspendus (4 par section), transportant l'approvisionnement dit d'hôpital mobile de campagne.

Objets de pansement et appareils. — 161 kilog. 500 de linge à pansement, 30 kilog. de charpie, 40 de ouate, 30 kilog. de filasse gou-

(3) Ces fiches indiquent : 1° la nature de la lésion ; 2° les soins donnés ; 3° à quel point le blessé est susceptible d'être transporté.

dronnée (analogue au *lint* des Anglais), 40 mètres de gaze à pansement.

36 coussins à fractures, 32 à gouttières, 12 tubes à drainage, 2 seringues de Pravaz, 2 appareils d'Esmarch, 54 attelles en bois pour membres supérieurs et inférieurs, 16 attelles en fil de fer, 2 bandes de zinc laminé, 32 gouttières, 40 kilog. de plâtre à mouler, 6 thermomètres médicaux, 4 carnets de diagnostic, 1,000 fiches de diagnostic avec cordons.

Arsenal chirurgical. — Boîtes n° 3 et 4 (amputations, résections, extractions des projectiles, résections des os)Boîte n° 5, couteaux et bistouris de rechange. Boîte n° 19, autopsies, boîte n° 1 (dentaire) 2 amputations, et trépan, 4 couteaux de rechange, 17 résections des os de l'*arsenal de* 1859, 6 tourniquets de J.-L. Petit, 10 brancards.

Couchage. — 100 couvertures de laine grise, 200 grands sacs à paille, 200 enveloppes de paillasse, 400 draps de lits, 300 chemises de coton.

1 matériel de pharmacie et médicaments divers, 1 matériel de cuisine, outils de campement et imprimés pour correspondance.

Tout ce matériel est divisé en deux parties égales (1re et 2e section). Les caisses portent le numéro de la section à laquelle elles appartiennent.

L'une peut donc se mettre en marche pour ne pas perdre *le contact* pendant que la 2e s'attarde (le moins possible) jusqu'à remplacement par une des sections *identiques* de l'hôpital sédentaire.

Emplacement — Dès qu'un combat est engagé, le directeur du service de santé après avoir pris les ordres du commandement désigne les hôpitaux mobiles qui doivent fonctionner immédiatement et détermine les localités dans lesquelles ils doivent s'établir. (Art 16.)

Ces localités seront le plus possible à proximité des ambulances (de une à trois lieues); mais comme on est en dehors de la zone des projectiles, qu'on peut séjourner, qu'on créé un *hôpital définitif* qu'on doit céder au personnel sédentaire, il y a latitude dans le choix du site : ce sera toujours sur des voies carrossables, ferrées ou navigables et dans un centre de population offrant des ressources de réapprovisionnement. L'emplacement peut être châteaux, églises, couvents, écoles, mieux *fermes et marchés couverts.*

Comme il s'agit d'un hôpital de *durée* (par transformation sédentaire) et destiné à un encombrement au moins passager, il importe de beaucoup s'inspirer de l'hygiène.

Le médecin chef de l'hôpital répartit les locaux entre les divers services et adresse à l'autorité militaire les demandes de réquisitions ou, en cas d'urgence (le plus souvent), il procède lui-même à ces réquisitions.

Ne pas perdre le contact. — Dès que l'hôpital est prêt à fonctionner, il en avise le médecin de corps d'armée auquel (absolument comme le médecin d'ambulance) il adresse *tous les jours* le mouvement des malades et *tous les cinq jours* un rapport d'ensemble du service avec ses demandes d'évacuation de personnel, de matériel, propositions, etc.

Son souci doit être de se rendre mobile au plustôt (personnel et matériel) et de ne pas perdre le contact avec les ambulances du Corps d'armée *ses affluents*.

Dans ce but il dirige :

1° Sur l'ambulance d'évacuation les blessés graves devenus *transportables* ;

2° Sur le dépôt de convalescents, ses blessés *légers* ou *guéris* ;

3° Il cède sur place à l'hôpital sédentaire ses *intransportables*.

2° **Hôpital sédentaire.** — C'est le Sosie de l'hòpital mobile ; il a *identiquement* le même matériel.

Il y a *identiquement* 6 hòpitaux sédentaires par corps d'armée, se subdivisant aussi en deux sections.

Quand il relève l'hôpital mobile, celui-ci prend son matériel *neuf* pour marcher en avant et lui laisse, avec son emplacement et ses malades, son matériel *en service* qui très pratiquement est identique.

Le personnel est également de six médecins, mais fourni par l'armée territoriale et la Société de secours, 14 infirmiers de visite et 32 d'exploitation.

Pour éviter l'encombrement (toujours à prévoir) des blessés venant du théâtre de la guerre, l'hôpital sédentaire doit, lui aussi, par le 3e échelon de secours (*évacuations*) diriger :

1 Ses blessés devenus *transportables* (hôpitaux de l'intérieur) ;

2° Ses blessés guéris (dépôt de convalescents).

Si son personnel est ainsi libéré par évacuations successives, le médecin chef de Corps d'armée donne l'ordre d'en mobiliser une partie (1re *section*) pour marcher de l'avant et concourir le plus tôt possible au relèvement de nouveaux hôpitaux mobiles.

3° **Dépôt de convalescents.** — Le dépôt de convalescents (1) est commandé par un officier, administré comme un corps de troupe, et installé autant que possible à proximité des ambulances d'évacuation. Il est destiné à drainer :

1° Les blessés très légers des ambulances, qui peuvent y venir à pied ;

2° Les blessés légers guéris des hôpitaux mobiles et hôpitaux sédentaires.

Le service de santé y est assuré (art. 18), par un médecin de l'ambulance d'évacuation ou par un médecin militaire spécialement détaché. Son rôle est le régimentaire du temps

(1) Formé et supprimé en deça de la base d'opérations par ordre ministériel, au delà par ordre du commandant d'armée.

de paix (1). (Infirmerie, visites, envois à l'hôpital.) Les hommes font *ordinaire*, reçoivent une ration de vin et sont astreints à des promenades hygiéniques; dès guérison, le commandant les remet aux soins de la *Commission d'étapes*. qui en forme de petit détachements de renfort.

Le but doit être de reconstituer, de tonifier le plus rapidement possible ceux que le surmenage de la guerre à effilés jusqu'au marasme (2).

Le médecin (il sera bon de confier ce poste d'expérience et de coup d'œil à un major du cadre actif) devra se tenir en garde contre les simulations, désirs de repos, prolongations de séjour.

Le matériel est à peu près celui d'infirmerie régimentaire :

Baignoire (1 pour 100 hommes), linge à pansement. boîte d'avulsion des dents, médicaments usuels, parmi lesquels on a compris avec raison 10 kilog. d'alcoolé de quinquina.

Il est évident que la cuisine jouera ici un rôle prépotent et plus actif que la pharmacie.

(1) Un dépôt de convalescents établi en 1881 en Tunisie, à la Goulette, par M. l'inspecteur Baudoin, sous la direction de M. Feuvrier, a rendu de véritables services thérapeutiques et économiques.

(2) L'homme envoyé au dépôt de convalescents a surtout besoin d'espace, d'air, d'une nourriture suffisamment réparatrice. (Chenu. Manuel du brancardier, Paris, Masson, 1876, p. 33.)

Il importe que le local soit clos de murs avec poste et sentinelle à la porte et que la discipline soit sévèrement observée chez ces soldats, qui vont retourner au feu et ne doivent pas *se gâter*.

Avec une direction vigoureuse il y a là une source de renforts de soldats déjà *instruits* qui n'est pas à dédaigner.

Enseignements tirés des guerres récentes. — Au début de la guerre turco-russe il fut formé 38 hôpitaux mobiles (trop considérables pour être mobiles) de 630 lits chacun ; beaucoup furent à peu près rivés par leur masse à Brestlitowsky et même à Moscou.

Ce ne fut qu'à Gorni que la garde ayant donné, de vives réclamations se produisirent, et alors les hôpitaux mobiles n°s 69 et 71 rejoignirent enfin le théâtre des opérations.

En Autriche, les hôpitaux de campagne (nos *mobiles*) et les hôpitaux de réserve du champ de bataille (nos *sédentaires*) sont de 500 lits (indivisibles) ou de 600 susceptibles de se subdiviser en sections de 200 lits qui sont *seuls maniables*; les indivisibles sont trop gros, trop lourds, suivent mal et rejoignent mal. Le *Feldlazareth* prussien de 200 lits, pouvant se subdiviser en 2 sections de 100, est bien plus pratique (c'est à peu près notre organisation).

Hygiène hospitalière de campagne. — *L'air pur est ce qui nous manque le plus* (Sédillot). La guerre se faisant d'ordinaire en été, il y a peu à craindre les maladies a frigore ; aussi pour les hôpitaux d'abord mobiles, puis sédentaires, c'est-à-dire d'une certaine permanence, conseillerons-nous les installations *les plus ouvertes possible.*

Le Règlement prussien (1878) repousse sagement l'adaptation des casernes, couvents, églises, hôpitaux; les batiments occupés comme il dit : « par des agglomérations habituelles » ; il préfère les granges, les marchés couverts, etc. Les bénéfices de l'aération et du *batiment neuf* ont toujours été des plus tangibles.

En 1814, lors de l'entrée des alliés, il n'y avait plus de place dans les hôpitaux; 3 abattoirs, ceux du Roule, de Montmartre et de Ménilmontant, qui étaient inachevés et n'avaient encore *heureusement* ni portes ni fenêtres, reçurent 6,000 blessés. Les bénéfices de cette aération forcée furent les suivants ; les décès qui étaient aux hôpitaux de :

1 sur 5	pour les Français	tombèrent à 1 sur 6
de 1 — 7	— étrangers	— à 1 — 10

Les résultats de l'encombrement (et il naît vite du lot des hôpitaux sédentaires : blessés intransportables graves et à suppurations intarissables) sont, nous l'avons vu (p. 45) :

La fièvre typhoïde, le typhus, les complications des plaies (*pourriture d'hôpital, érysipèle, diphthérie, pyémie*) (1).

(1) Les grands hôpitaux sont les antichambres du cimetière (Chenu, Manuel cité, p. 25). Toutes les

Il faut les prévenir à tout prix et même avec peu de malades se montrer hygiéniste d'*initiative*, rechanger les salles, ouvrir les fenêtres à demeure d'un seul côté (pour éviter les courants d'air), exiger et donner un cube de 37^{m} au moins.

Chaque matin, les salles seront nettoyées, désinfectées surtout *sous les lits*; à la visite, le médecin s'assure de l'enlèvement des objets de pansement, de la propreté des crachoirs, vases de nuit; les armoires qui sont si souvent des cachettes de débris, il les tâtera, les *auscultera* pour ainsi dire. Il sera suivi par des hommes portant des désinfectants dans des vases couverts et plongeant le linge à désinfecter dans du chlorure de chaux ou des solutions phéniquées. Après la visite, 2e nettoyage. Ce qui ne pourra être *désinfecté* sera *brûlé*, ce qui ne pourra être *brûlé*, *enfoui* au loin.

Les malades en voie de guérison quitteront la salle pour le promenoir toute la journée, afin d'augmenter le cube d'air des alités. Les latrines seront l'objet d'une désinfection continue (Voir p. 26.)

Si, malgré cette haute lutte des signes d'encombrement et d'épidémie se manifestent, il faudra *fuir* et *camper*.

Les hôpitaux sous tente par leur aération

fois que dans un intérêt scientifique on créera des accumulations de grands blessés, il faut s'attendre aux ravages de la pyémie (ambulance de Billroth à Wissembourg et à Manheim).

ont toujours donné d'excellents résultats de cure, même en hiver (ambulance américaine de l'avenue du Bois-de-Boulogne pendant le siège), ils peuvent devenir nomades; fuir l'emplacement dès que les plaies y guérissent mal, ce qui est l'index de viciation de la *ration d'air hospitalière.*

La tente pouvant *fuir* cette viciation est supérieure à l'hôpital sédentaire, qui ne peut que *lutter* et combattre par désinfection.

« En somme, conclut le Dr Myrdacz (Bosnie) « pour obtenir de bons résultats en chirurgie « d'armée, il ne suffit pas d'avoir de bons opé- « rateurs, il faut avant tout du repos et des « hôpitaux salubres » (1).

(1) Même la ventilation ne protège pas contre l'infection purulente qui se propage par le linge, literie, personnel et même le matériel : ce qu'il faut, c'est ne pas accumuler des blessés graves.

CHAPITRE VI

TROISIÈME ÉCHELON DE SECOURS

Subdivisé en ambulances d'évacuation, trains d'évacuation, ambulances provisoires de gares.

Le service d'évacuation ou de *dissémination* qui éloigne le blessé des agglomérations de guerre est un des plus délicats et celui qui exige peut-être le plus de connaissances techniques, de jugement et de coup d'œil.

Rôle de l'ambulance d'évacuation. — C'est le filtre des 2 *premiers échelons*: les blessés affluent des ambulance, des hôpitaux mobiles ou sédentaires ; il s'agit d'en faire un classement pour ainsi dire *en appel*, un triage de catégories :

1° A évacuer sur les hôpitaux de l'intérieur où ils seront traités par des médecins retraités du cadre actif ou des médecins requis ;

2° Sur le dépôt de convalescents (guéris) ;

3° A garder momentanément (aggravations par le transport, complications).

Il faut pour tout cela un tact médical réel, une grande précision de diagnostic et de pronostic.

Le *personnel* est composé de : 6 médecins (1) ; 1 médecin-major ; 1 aide-major du cadre ; 4 aide-majors de réserve ; 4 infirmiers de visite et 19 d'exploitation.

Le *matériel* est *identiquement* le même qne celui de l'hôpital sédentaire et de l'hôpital mobile. Cette *identité* très pratique permet des échanges, substitutions et réapprovisionnements constants.

Le médecin chef d'ambulance d'évacuation se tient en relations suivies avec le Directeur des chemins de fer de campagne, dont dépend la station sur laquelle est établie l'ambulance (art. 29). Elle sera toujours en effet sur les voies ferrées aboutissant au théâtre de la guerre, dans les stations *têtes d'étapes de guerre* ou les stations *de transition* (art. 151).

Avant d'étudier le fonctionnement qui met en jeu les trains sanitaires et les ambulances de gare, nous devons dire un mot de ces deux rouages du 3e échelon.

1° Train d'évacuation. — Le *train d'évacuation* comprend un personnel technique d'escorte (désigné par le chef de l'ambulance d'évacuation), 1 aide-major de réserve, 1 infirmier de visite et 18 d'exploitation, tous de l'armée territoriale.

Le matériel est composé de médicaments simples et composés de 1er secours, *cordiaux*,

(1) Les droits et devoirs des médecins du 3e échelon sont ceux qui leur sont attribués dans les hôpitaux de l'intérieur (art. 21).

alcoolé de mélisse et de cannelle, *anti-douloureux,* chloroforme, chlorhydrate de morphine pour seringues de Pravaz, *anti-hémorrhagiques,* perchlorure de fer, tourniquet de J.-L. Petit, linge à pansement (5 kil.) et charpie (1 kil.).

Couchage. — 200 couvertures de laine grise, 180 enveloppes pour paillasses, 180 sacs à paille pour brancards ;

20 enveloppes à matelas et à traversins (destinées à capitonner les brancards contre les trépidations et oscillations latérales).

Effets à l'usage des malades. — Gobelets, pots à tisane, crachoirs, seaux d'aisances inodores, *bassins de lits et urinoirs* (de chaque 25). On aura beaucoup de blessés graves pour lesquels tout déplacement même limité serait une aggravation fébrile.

200 *brancards* d'ambulance avec bretelles, (encore une fois il sera toujours pratique de conserver sur leurs brancards les malades graves). L'échange sera fait avec un des 200 brancards dont le train est pratiquement pourvu.

Chaque ambulance d'évacuation renferme 3 approvisionnements de train d'évacuation destinés à leur aménagement (art. 20), à moins que le train ne soit permanent et alors avec matériel à demeure.

Muni en personnel et matériel par l'ambulance d'évacuation, le train arrivé à destination doit faire retour au plus vite avec son escorte et un matériel de réapprovisionnement *identique.*

Aller : évacuation. *Retour* : réapprovisionnement en matériel.

2° **Ambulances provisoires de gare. —** Elles sont établies dans les gares les plus importantes et celles de bifurcation *(stations-magasins)* tous les 80 ou 100 kilomètres (article 21). Elles doivent être dans le voisinage immédiat d'hôpitaux pour y faire placer les malades aggravés intransportables.

Leur emplacement est arrêté :

1° *En deçà de la base d'opérations*, par la 7e Direction de santé, de concert avec la Direction supérieure des chemins de fer au Ministère de la guerre.

2° *Au delà de la base d'opérations*, sur l'ordre du général en chef par le médecin en chef de l'armée, de concert avec la Direction des chemins de fer de campagne.

Leur but est de :

1° Pourvoir à la nourriture des blessés et malades en transit (un service alimentaire doit toujours être prêt à y fonctionner).

2° Recevoir les blessés qui ne peuvent continuer le trajet.

3° Loger les malades pendant les arrêts prolongés des trains.

4° Servir au besoin d'ambulances d'évacuation pour les hôpitaux-frontières situés en arrière des *stations têtes d'étapes.*

Le *personnel* de l'ambulance provisoire de gare comprend :

1 médecin aide-major de l'armée territoriale ; 1 médecin auxiliaire (au besoin personnel de la Société de secours) (1).

2 infirmiers de visite ; 6 infirmiers d'exploitation de l'armée territoriale.

Le *matériel* est le même que celui d'un hôpital temporaire de 50 malades pour places fortes ou villes ouvertes du territoire.

Cette *identité*, cette unification du matériel sont toujours très pratiques au point de vue de l'échange et de l'approvisionnement. Il se compose de médicaments simples et composés parmi lesquels : 7 kilogr. d'acide phénique (désinfectant) ; 2 kilogr. de silicate de potasse (appareils à solidifier).

Surtout de toniques ; de l'alcoolé 3 k 600, de l'extrait 1 kilogr., et de la poudre de quinquina 3 kilogr.

136 kilogr. de linge à pansement, 60 kilogr. de charpie, 4 de ouate, 20 de filasse goudronnée ; 20 mètres de gaze à pansement, 60 coussins à fractures et 17 pour gouttières, 100 lacs pour treillis avec boucles pour appareils à fractures, 50 attelles en bois, 10 cerceaux à

(1) Il importe que la *Société de secours aux blessés* ne puisse évoluer à sa guise et échapper à la direction du médecin chef de corps d'armée, seul responsable devant l'opinion publique. Tout dualisme serait des plus fâcheux.

fractures en fil de fer, 17 gouttières, 200 fiches de diagnostic, 10 *brancards*.

Arsenal. — Boîtes à amputations, résections, trépan, autopsies, avulsion des dents (3, 4, 19 du nouvel arsenal, 1, 2, 17, 22 de l'arsenal de 1859).

Couchage. — 50 couchettes en fer, articulées (1), 100 couvertures de laine grise, 600 draps, 100 enveloppes pour paillasses, 100 sacs à paille.

Un matériel de pharmacie et de cuisine, d'outils divers et d'imprimés pour correspondance.

§ 1er. — Fonctionnement du service d'évacuation.

1° PAR VOIE FERRÉE. — Comme nous l'avons dit, les blessés arrivent en foule et de tous affluents, hôpitaux mobiles, sédentaires, ambulances, voire du champ de bataille ; le médecin chef les divise en 3 catégories : l'une (très graves ou aggravés) qu'il garde.

La 2e, qu'il dirige sur le dépôt de convalescents le plus voisin.

La 3e (dont il doit soigneusement peser et jauger la *viabilité*), qu'il évacue par trains sur

(1) Ces couchettes (en raison des difficultés de transport) sont les premières mentionnées dans l'approvisionnement. A l'hôpital mobile ou sédentaire, on devra coucher sur des paillasses, sauf réquisition d'un certain nombre de lits ou matelas.

les *hôpitaux de l'intérieur*, où ils sont répartis par la 7e Direction, de concert avec la Direction supérieure des chemins de fer au Ministère de la guerre.

Quand il est avisé par l'ambulance d'évacuation, le médecin chef de corps d'armée notifie à la Commission des chemins de fer de campagne l'évacuation à effectuer (effectif, gravité, etc.). Cette Commission forme le train et répond en notifiant son heure de départ et sa contenance, puis elle avise les gares de stationnement et d'arrivée (pour nourriture et couchage). Le transport est justifié par des bons de chemin de fer.

Comme toute évacuation, celle-ci est accompagnée d'une liste nominative des évacués avec diagnostics et fiches de diagnostic.

Nul n'est reçu dans le train s'il n'est inscrit sur la *feuille d'évacuation* (art. 20), qui est remise à l'arrivée avec les mutations survenues pendant le trajet.

En plus, une note est donnée au médecin d'escorte désignant :

1° Les blessés qui ont un pansement à long terme qu'il serait peu pratique de défaire (1).

2° Ceux qui sont le plus spécialement à surveiller en vue de complications.

De cette façon, comme il n'y a pas en France

(1) Le pansement ouaté par exemple, dont un des avantages gît dans sa permanence, outre la filtration de l'air, la température constante autour de la plaie, l'isolement élastique, etc. (Vedrènes.)

de train sanitaire spécial et de wagons communicants, le médecin peut placer dans le *même wagon* tous ses blessés (ayant le plus besoin de secours d'urgence), et s'y installer avec eux.

La Direction supérieure des chemins de fer (qui ne comprend pas de médecin) n'a pas conclu à l'établissement de portes dans la longueur des wagons à marchandises en vue de communication (1), de sorte que, pour les distributions de bouillons, tisanes, même les secours rapides (hémorrhagies), il faut attendre ou provoquer un arrêt. L'article 166 porte seulement qu'à tous les arrêts le médecin s'assure de l'état des malades et qu'un infirmier est placé dans chaque wagon.

A l'ambulance provisoire de gare, le médecin chef monte dans le train, demande la feuille d'évacuation et s'enquiert auprès du médecin d'escorte de l'état des malades les plus graves ; il en hospitalise quelques-uns (2), coupe pour

(1) La communication peut s'établir par une plaque de tôle se rabattant ; les portes, découpées et munies de charnières, seraient en temps de paix fixées par une vis qu'il suffirait d'enlever à la mobilisation (L. Lefort).

(2) Il serait désirable que chaque blessé grave passé successivement par l'ambulance, hôpital mobile, sédentaire, ambulance d'évacuation, provisoire de gare, hôpitaux de l'intérieur, soit muni d'une espèce de *livret du blessé*, sur lequel chaque médecin inscrirait ses diagnostics et traitement, avec date et cachet. Cet *historique individuel* serait fort

d'autres ce long trajet du repos d'une ou deux nuits ; quelques pansements sont rafraîchis ou renouvelés, on change l'approvisionnement de tisanes, bouillons, on sert un repas si l'arrêt le permet. A l'arrivée à destination, le transport des malades à l'hôpital doit avoir lieu le plus rapidement possible (art. 172).

Aménagement des wagons. — Les wagons à marchandises ont des ressorts disposés pour un poids de 8 à 10000 kilogr., on comprend que 8 malades et leur matériel (1000 kilogr. à peine) ne mettent guère en jeu leur élasticité ; par suite, les secousses sont aussi violentes que si les wagons non suspendus reposaient sur simple essieu. En Prusse, on enlève trois feuilles sur huit des ressorts pour les affaiblir ; (à imiter).

Les wagons de 1re, 2e et 3e classe affectés aux blessés assis (3e classe pour les plus légers) ne demandent aucun aménagement. Mais pour les blessés couchés dans les wagons à marchandises on n'évite en partie des oscillations très fatigantes que par :

a. Des matelas ou petites paillasses plates d'amortissement placées sur les brancards.

b. Un mode de suspension. Il y en a un grand nombre :

1° *Le anneaux en caoutchouc*. Ils s'étendent inégalement (le caoutchouc est rarement ho-

utile, tant pour le malade que pour la statistique, établissement des pensions, envoi ultérieur aux eaux thermales, etc.

mogène), se distendent, se détériorent vite et se rompent.

2° Le système à ressorts plats de Ground, sur lesquels se fixe le brancard.

3° Le système à pince de Hambourg ou *griffe hambourgeoise*, prescrit par le règlement allemand. Une pince a prise sur une poutrelle de toiture du wagon, il s'en détache par ressort à boudin une chaîne avec 2 crochets prenant les hampes des brancards (1er et 2e étage) ; la pince en forme de ciseaux serre d'autant plus que le poids est considérable, avantage compensé par des oscillations latérales (Gross).

4° Le système du colonel Bry, dit *système de l'artillerie* : on suspend près du plancher du wagon 2 poutres transversales sur lesquelles se place le brancard (échancrures). L'élasticité est obtenue au moyen d'une lame élastique courbe ou d'un ressort à boudin (6 brancards par wagon).

Ce système serait dit-on adopté (1).

En cas de non-suspension, les blessés sur brancards sont simplement placés dans le wagon : en cas d'insuffisance des brancards, on y supplée par des paillasses étendues sur une

(1) Citons encore le système L. Lefort, qui a beaucoup de partisans et peut servir à aménager pour brancards les voitures de réquisition (un ressort à boudin terminé par deux crochets). Enfin Morache a proposé pour l'étage inférieur un cadre fixé à des ressorts à roulettes ; pour l'étage supérieur, des anneaux en gutta-percha.

couche de paille avec des coins laissés vides et ficelés pour servir de poignées (inconvénient : *faire sac*).

Le placement est alors figuré ainsi :

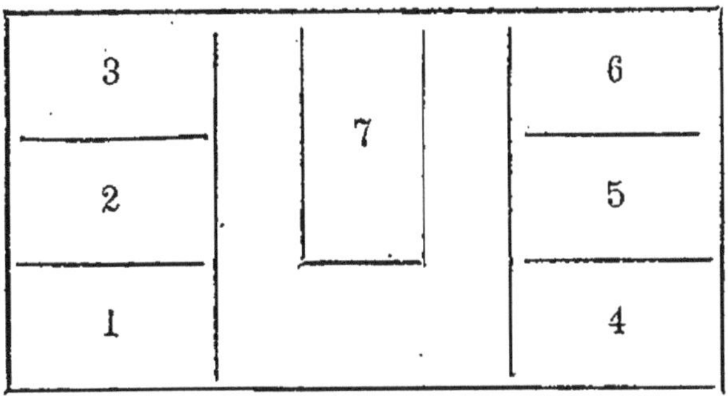

Les wagons de blessés seront toujours placés au milieu du train où les secousses sont moins sensibles. Il n'y aura guère que 4 mètres cubes par lit, d'où nécessité de ventilation constante par portes et fenètres et de désinfection fréquente (suivant degrès: badigeonnage avec solution de chlorure de chaux au 1/12; sulfuration ou mieux *désinfection thermique*, flambage des parois, injection de vapeur surchauffée par la locomotive).

La paille, le linge à pansement, les détritus de tous genres seront balayés et brûlés.

La vitesse moyenne de transport est fixée à 40 kilomètres à l'heure (art. 171).

Les wagons à 30 au plus par train, dont 22 à 24 pour malades. Il sera bon de stationner la nuit et de se *garer* afin de donner du repos.

En présence d'un certain nombre de questions flottantes encore, il est bon d'étudier de près le :

Fonctionnement étranger. — Outre les trains d'urgence formés de wagons à marchandises (pour blessés moins graves), la Prusse, l'Autriche et la Russie ont des *trains sanitaires spéciaux*, pour les grands blessés.

En Prusse, *ces trains sanitaires* sont formés de wagons de 4e classe construits à cet usage, communiquant par ouvertures aux extrémités ; à l'intérieur 4 montants de bois pourvus de crochets avec ressorts à boudin fixent 6 brancards en 2 étages de 3 dans le sens de la longueur : au milieu est une allée avec poêle de Meidinger, de Carlsruhe (chauffage et ventilation). Le train réglementaire est de 30 wagons divisés par section de 7 à 8 voitures de malades séparées par des wagons cuisines, magasins, etc., destinés à amortir les chocs et à *tamponner* en cas d'accident.

Le personnel est de : 1 médecin chef, 2 aides-majors, 2 infirmiers de visite (Lazaret gehulfen), 12 à 15 infirmiers ordinaires.

On tend à créer en Prusse un *train sanitaire par Corps d'armée.*

A chaque inspection d'étape, il y a une Commission de transport (comprenant 1 médecin) ; elle établit, comme pour nos ambulances de gare, des rafraichissements et logements pour la nuit.

En Autriche, le train sanitaire réglementaire est de 18 voitures, dont 13 de malades ;

visites médicales à 7 heures du matin et 4 heures du soir, faciles, car le train se parcourt de bout en bout (wagons communicants et chauffés). Les brancards avec matelas et traversins sont fixés à des crochets (système Mundy).

Le Dr Mundy préfère l'immobilisation, obtenue comme dans nos voitures d'ambulance, à la suspension élastique.

On vient de construire tout récemment un nouveau *train sanitaire bavarois* très perfectionné, brancards larges de $0^m,75$ (avec matelas et oreillers), reposant sur des ressorts Ground qui entrent en jeu sous un poids de 60 à 80 kilog. pas d'oscillations latérales.

10 lits en 2 étages par voiture avec poêle, réservoirs d'eau, petites tables, chaises, tablettes pour blessés et petites armoires de coin.

Travail utile comparatif des trains sanitaires et ordinaires d'évacuation. — *En* 1870, sur un effectif de 936,915 hommes, l'armée allemande a évacué : 291,969 blessés ou malades, soit 1 évacué sur 3 hommes, 2 d'effectif.

Sur : 144,969 évacués par Nancy : 17,387 l'ont été par *trains sanitaires* (c'étaient nécessairement les *plus graves*).

127,582 (moins atteints) par trains ordinaires.

En 1877-78 effectif : armée russe (d'Europe et du Caucase), 736,726 ; évacués : 117,975 ;

soit 1 évacué sur 6,3 d'effectif (Rapport officiel).

32 trains sanitaires ont fonctionné effectuant 1,850 voyages : durée moyenne, cinq jours ; vitesse, 180 *verstes* (1,066 mètres) par jour.

En *Bosnie* : effectif en opérations, 150,000 hommes ; évacués : 23,200 ; soit 1 évacué sur 6,8 (il n'y a eu que 3,966 blessés).

Les trains sanitaires ont fait 65 voyages avec 6,431 malades ou blessés dont 5,499 provenant des ambulances flottantes de la Save, par conséquent des *plus graves*.

Il n'y a eu qu'un seul décès en route (fièvre typhoïde), le transport par voie ferrée n'a paru défavorable qu'aux phthisiques et aux fracturés par coups de feu.

2º **Evacuation par eau.** — Cette voie nouvelle de *dissémination* a donné d'excellents résultats pendant la guerre de Sécession (mer, fleuves). MM. Zuber et Ducazal ont conseillé d'utiliser les canaux de la région Est et d'aménager leurs bateaux (2 à 300 tonnes) en ambulances flottantes (coût de transformation, 6,000 francs : 40 lits, pas plus cher que les baraques de bois de même contenance).

Les routes ou voies ferrées conduisant au théâtre de la guerre sont toujours encombrées par des renforts, munitions, vivres de ravitaillement ; d'autre part la guerre ralentit le commerce fluvial, c'est une route abandonnée à ressaisir.

La vitesse serait médiocre eu égard surtout

aux voies ferrées, bien qu'au trot (anciens coches d'eau) des chevaux puissent faire franchir 20 lieues par jour, mais ce système rendrait transportables et dans d'excellentes conditions d'aération et d'hygiène des blessés qui supportent péniblement le wagon (fractures).

En *Bosnie*, 1878, 6 ambulances flottantes ont fonctionné sur la Save, aménagées pour 132 malades divers; *les couchés sur 2 étages de lits*; elles ont fait entre Brod et Sissek 100 voyages, transportant 12,530 malades ou blessés des plus graves. Après chaque voyage les bâtiments étaient nettoyés et désinfectés.

CHAPITRE VII

SECOURS A DONNER AUX BLESSÉS SUR LE CHAMP DE BATAILLE

Les 3 échelons de secours sont couverts (*personnel et matériel*) par la Convention de Genève; la c oix rouge pour le matériel roulant, fanions pour les ambulances et hôpitaux, brassards portés au bras gauche pour le personnel sont les insignes de *neutralité* (1).

Il faut compter sur quelques méprises et obus inévitables avec les combats de très loin et le grand nombre de fanions (général de brigade, de division, de Corps d'armée), l'œuvre du Dr Dunant adoptée récemment même par la Turquie et l'Egypte n'en est pas moins des plus pratiquement humanitaires.

Blessures de guerre. — Malgré les armes à tir rapide, la substitution des obus à

(1) Les brassards et fanions (corps de troupe) sont dans les voitures médicales régimentaires ; il y a 300 brassards par ambulance (voitures d'approvisionnement de réserve), 150 par hôpitaux mobiles, sédentaires, ambulances d'évacuation ; 30 dans les trains d'évacuation ; 50 dans les ambulances provisoires de gare.

balles et à éclats aux boulets pleins, le nombre des blessés et tués par rapport à l'effectif n'a pas augmenté de façon sensible dans les guerres récentes (1).

Cela tient à des causes complexes, à l'ordre dispersé, au défilement mieux compris, aux guerres faites de très loin.

Risques d'être tué ou blessé pour chaque combattant.

(*Guerre de Crimée*, 1854-56.)

	Effectif.	Tués sur le champ de bataille.	Blessés.
	—		—
Armée française.	309.268	10.240	39.868
— anglaise..	97.864	2.755	18 823
— piémontaise	21.000	12	167
Total......	428 132	13.007	58.858

Guerre d'Italie, 1859. (Durée, 2 mois.)

Effectif au 24 juin d'après le rapport du Ministre de la guerre :

		Tués.	Blessés.
		—	—
Armée française....	128.225	2.536	17.054
— italienne....	59.831	1.010	4.922
— autrichienne	217.324	5.416	26.149
Effectif total.....	405.280	8 962	48.125

Soit comme moyenne : 1 tué sur 45, 1 blessé sur 8.

(1) Les pertes allemandes, jusqu'à Sedan inclus furent de 68,000 hommes en 6 semaines, chiffre inférieur à celui des Russes en août 1812 (3 semaines) et des coalisés en octobre 1813 (1 mois). (E. Richter.)

Mexique ; effectif : 35,500 hommes, tués, 784, blessés, 2,559. 1 *tué* sur 47, 1 *blessé* sur 13 (1).

Guerre de 1870-71. (Durée 7 mois).

Statistique prussienne du Dr Engel (2), officielle, très minutieuse, donnant le détail des pertes de chaque combat et de chaque corps au jour le jour.

Armée allemande : 17,570 tués, 127,867 blessés.

Effectif général en France, au 1er mars : 936,915 hommes, ou comme résultats généraux: 1 *tué* sur 53 ; 1 *blessé* sur 7.

Guerre turco-russe. — Effectif : 736,726 ; tués, 36,455 ; blessés, 88,393 ; ou 1 tué sur 20 (acharnement des 3 assauts de Plewna) et toujours 1 blessé sur 8.

Le nombre des morts sur le champ de bataille n'a donc pas sensiblement augmentés par l'adoption des armes à tir rapide.

En Crimée (pour les trois armées alliées) : 1 tué sur 38 ; en Italie, 1 tué sur 45 ; Mexique, 1 sur 47 ; en 1870, 1 sur 53.

Le nombre des blessés reste à peu près partout le même, 1 sur 7.

On peut en déduire, à peu près, mathématiquement, qu'en moyenne :

(1) Chenu. *Spectateur milit.*, 1876, p. 371.

(2) Dans Chenu. Rapport à la Société française de secours aux blessés sur le service des ambulances pendant la guerre de 1870-71, p. 71. Paris, Hachette, 1874.

1° Un combattant a 44 chances contre une de ne pas être tué et 7 contre une de ne pas être blessé.

2° Et comme *conséquence pratique* : étant donné le chiffre des morts ennemis ramassés sur le champ de bataille dont il est resté maître, un général peut apprécier assez rigoureusement de combien il a affaibli l'adversaire en multipliant ce chiffre par 7.

Exemple : 200 tués = 1,400 blessés mis hors de combat, sortis du rang, *déchet* de l'armée adverse.

2° Blessures d'après les armes.— Les blessures par armes blanches, sabres, lances, baïonnettes sont rares. 1 pour 100 (guerre turco-russe).

Guerre de Crimée :

	Par balles. —	Par boulets pleins. —	Par projectiles creux.	Par armes blanches. —
Blessés...	14086	405	9436	824

Guerre d'Italie.:

Blessés...	13571	108	692	505

ou : en Crimée, 17 ; en Italie, 37 blessés par balles, pour 1 pour arme blanche, en Crimée, 1 1/2 seulement par balles pour 1 d'artillerie (guerre de siège). En Italie, 17 par balles pour 1 par projectiles d'artillerie.

On le voit, la balle (1) est en règle, la plus

(1) Elle traverse les tissus comme un trocart chauffé à blanc (Pirogow.)

meurtrière et l'infanterie (1) est l'arme qui inflige à l'ennemi les plus grandes pertes.

Blessures d'après le siège anatomique. — On croyait à *priori* que les blessures du tronc sont les plus nombreuses.

Ce que l'on traduit par « offrir sa poitrine à l'ennemi ». Nous allons voir que les membres supérieurs, les inférieurs, enfin la tête qui offre une surface orbe et si peu étendue sont le plus souvent atteints.

Pour bien graver dans l'esprit cette résulsultante absolument imprévue, mais réelle des faits, nous avons dressé le Tableau des régions par ordre de fréquence. On remarquera que cet ordre est le même invariablement, dans les guerres récentes d'Italie, de Crimée, de Sécession américaine, de 1870-71 (armée française), Chine, Cochinchine et Bosnie-Herzégovine. On doit donc le considérer comme une NORMALE à exceptions rares.

Donc sur un total de 209,668 blessés bien observés, diagnostiqués et traités, il y a, et c'est la déduction pratique que nous voulons en tirer :

Sur 100 risques 34 d'être blessé aux membres inférieurs.

31 — aux membres supérieurs.

(2) Allemagne (fusil Mauser). Autriche (Werndl). Russie (Berdan). Angleterre (Martini-Henry). Italie (le Vetterli, Suisse).

Tableau des blessures d'après le siège anatomique.

	Guerre de Crimee. (Chenu.)	D'*Italie*. (Chenu.)	De la *Secession americaine*. (Didiot.)	De 1870-1871 (Chenu.)	De *Chine* 1862. (Chenu.) (3)	De *Cochinchine*. (Chenu et Didiot.) (4)	De *Bosnie et Herzégovine* D' Myrdacz.)	Totaux.
Membres inférieurs...... (hanche, cuisse, jambe, pied).	11873	6953	30014	2236	42	67	1307	72492
Membres supérieurs..... (épaule bras, avant-bras, main).	10648	6183	25234	19558	31	55	1564	63300
Tête (crâne et face.......	5238	1734	9217	8355	26	14	375	24949
Poitrine et dos	3489	1052	7631	7683	15		309	20179
Bas du tronc... .... (région iliaque inguinale, organes génitaux).	1163	583	5663	6607	2	29	168	14686
Abdomen...............	665	917	3330	5053	4		92	10961
Cou....................	460	203	1329	1021	2	4	82	3104

(1) *Spectateur militaire*, 1875, p. 48.
(2) *Spectateur militaire*, 1876, p. 213, 1re partie de la campagne jusqu'à la prise de Mythô.

12	—	à la tête.
10	—	à la poitrine.
7	—	au bas du tronc.
5	—	à l'abdomen.
1	—	au cou.
100		

On a objecté que les blessés à la poitrine mouraient sans venir à l'ambulance et échappaient à la numération, mais les blessés à la tête viennent-ils tous ? Et cependant, pour la tête représentant en surface un tiers du thorax, les blessés sont plus nombreux.

Il est évident que cette localisation tient à des raisons multiples de circonstances tactiques, défilement, tir couché, tir dans des tranchée-abris, etc.

Du reste, les blessures les plus fréquentes, celles des membres sont de beaucoup les plus légères (sillon, séton) et les plus graves, celles de l'abdomen et du cou sont heureusement en petit nombre. En Crimée, sur 22,521 blessés des membres (supérieurs et inférieurs) il n'y a eu que 2,753 morts soit moins de 1/8 ; sur 1,125 blessés du cou et de l'abdomen, nous relevons 357 morts, ou près du tiers. La différence est considérable et plus élevée encore que nous ne la signalons, car en Crimée bien des blessés légers promis à la guérison succombèrent au typhus ou à la pourriture d'hôpital.

Premiers secours du champ de bataille. —

Ils doivent avoir 3 objectifs et ceux-là seulement :

1° Arrêt des hémorrhagies.

2° Immobilisation des fractures.

3° Antisepsie primitive des plaies.

L'hémorrhagie primitive est artérielle, veineuse ou capillaire ; en fait, l'*artérielle* est la plus grave, celle qui *vide* le plus vite, la plus menaçante c'est d'elle qu'il s'agit surtout. Elle est facile à reconnaître le sang est rouge vif et projeté par saccades comme par le piston d'une pompe foulante, même dans les artères de petit calibre.

Dans l'hémorrhagie veineuse, le sang sort en bavant et sans saccades, il n'y a gravité que dans le cas d'ouverture de la grosse veine d'un membre.

Pour l'hémorrhagie capillaire, c'est celle qui se produit en toute coupure ; le sang sort en bavant d'innombrables orifices invisibles ; il n'y a de gravité relative que lorsqu'il s'agit de vastes surfaces dénudées par gros éclats d'obus (*fonds de marmite*).

Quelle que soit l'hémorrhagie, il faudra l'*arrêter* le plus tôt possible. Le sang, cette CHAIR COULANTE de Bordeu, est facile à perdre, difficile à reconstituer ; la quotité perdue, anémie, cloue longuement à l'hôpital, exposant dans l'avenir aux contages et suppurations interminables ; immédiatement elle conduit à la syncope et au delà.

La syncope est caractérisée par le ralentissement cardiaque et pulmonaire avec ses conséquences de pâleur, sueurs froides, anesthésie. *C'est le vestibule de la mort même.*

Le cœur refoulant très faiblement, en règle l'hémorrhagie s'arrête, mais pour reparaître avec le réveil (1). Il faut donc comprimer de suite avec le *garrot*, puis réveiller par des inspirations d'ammoniaque, vinaigre, frictions énergiques à la poitrine et aux membres (rouleau de secours), respiration artificielle, etc.

Le mode d'arrêt des hémorrhagies le plus pratique le plus simple est la *compression*. Le mode le plus rapide de compression est le pouce de la main droite placé au point d'où jaillit le sang en travers de l'artère ouverte, pour *obturer*; dès qu'il se fatigue on appuie la main gauche à plat pour le soutenir. C'est là la compression instantanée *instinctive*, qu'on oppose alors que chaque seconde est une fraction de vie à tout jet de sang considérable. Il est des points où, l'artère reposant sur un plan osseux, cette compression digitale est très efficace.

Le plus souvent elle ne repose que sur des parties molles, il faut alors avoir recours au :

Garrot. — « Le garrot et ses analogues « (dit dès 1872, M. l'inspecteur général Le-« gouest, Traité de *Chirurgie d'armée* p. 70) « sont des moyens hémostatiques d'une exé-

(1) Conseil aux brancardiers : ne remuer qu'avec précaution un blessé en syncope, s'il a une mare de [illegible]

« cution simple, se dérangeant difficilement et
« d'une très grande puissance. Ils serait dési-
« rable qu'ils fussent enseignés à tous les mi-
« litaires qui pourraient les appliquer sur
« eux-mêmes ou sur leurs camarades blessés,
« en attendant les secours du chirurgien ;
« 2 bandes mises en réserve dans le sac four-
« niraient les éléments d'un appareil com-
« pressif qui préserverait bon nombre de
« de blessés d'hémorrhagies mortelles. »

Le garrot d'arsenal chirurgical comprend 3 organes essentiels : (V. p. 121.)

Une pelotte de compression.

Une plaque.

Des liens.

Le garrot d'improvisation doit calquer du plus près ce modèle.

Voici comment on opérera : en l'absence de bande, une cravate (qui a l'avantage de dé-cravater le blessé), une bretelle, son mouchoir qui sont toujours sous la main pourront être utilisés ; un caillou plat (pelote compressive) sera placé sur le trajet de l'artère, entre la lésion et le cœur, à quelques centimètres au-dessus de la blessure (1).

(1) La largeur du caillou fait qu'on n'est pas tenu à une grande précision anatomique, en se trompant même d'un centimètre ou deux dans la mise en place, la compression peut être effective si l'appareil est très serré. La place du caillou-pelote est toujours au-dessus de la blessure pour les artères et au-dessous pour les veines, le garrot ne s'appli-

Du côté opposé du membre, la plaque du garrot classique sera remplacée par une plaque de ceinturon, un morceau d'écorce d'arbre ou bien plus simplement par le nœud double du lien.

Tout autour du membre, passant au-dessus de la pelote, l'appliquant fortement contre la peau, sera placé le lien (bande, cravate, mouchoir), dont les deux bouts libres viendront se fixer en un fort nœud à l'opposite de la pelote.

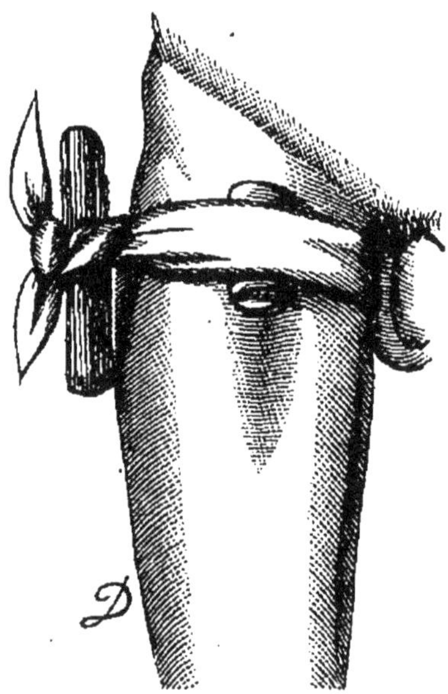

Le jet de sang arrêté, la compression est indéfiniment maintenue et on peu l'augmenter

quant qu'aux membres. Nous avons vu que les lésions des membres constituent à elles seules plus de la moitié des blessures, exactement 135,792 sur 209,668; c'est dire la fréquence des applications du garrot.

pendant le trajet en mouillant le lien (bidon des brancardiers). Sans doute, après quelques heures, il surviendra de l'engourdissement, du gonflement, de la douleur peut-être, mais ce sont petits dommages auprès des grands dangers évités, il faudra même se garder de toucher au garrot, et laisser au médecin (pas même du poste de secours où il faut agir vite, mais de l'ambulance) le soin de l'enlever avec toutes les précautions techniques, contre un retour hémorrhagique.

Pour l'hémorrhagie capillaire abondante, de la charpie, des toiles d'araignée, de la sciure de bois, du foin, de la paille, de la terre glaise (toubibs arabes), surtout de l'amadou qu'on trouve sur tous les fumeurs, appliqués dessus en tampon et fortement serrés avec le mouchoir ou la cravate sont des moyens de premier expédient.

Mais il n'y a pas là péril en la demeure e quelques minutes.

De façon générale et synthétique raj- artériel est le même pour les membres supe- rieurs et inférieurs, pour le bras, du milieu de l'aisselle au milieu du coude, pour la cuisse, du milieu de l'aine au milieu du jarret, avec une courbe presque identique.

En effet, le membre inférieur n'est que le supérieur *retourné*, on s'en rend compte en marchant à quatre pattes ce qui rétablit dans le même sens la flexion et l'extension identiquement faites en haut et en bas, l'une par le biceps, l'autre par le triceps.

La compression des artères crurale et *humérale* est la plus pratique pour toutes les hémorrhagies au-dessous, pour celles de la main, en particulier, où la compression si facile de la radiale ne donnerait pas de résultats.

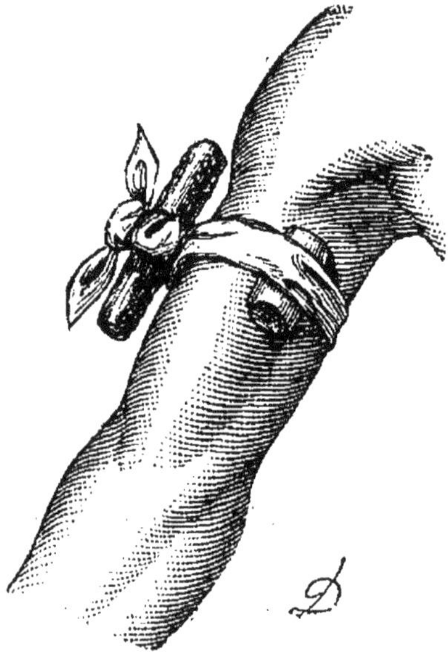

Pour d'autres artères, la sous-clavière dans le creux sus-claviculaire et la carotide à son origine, il faut toujours les tenter, mais avec une foi moins robuste.

En règle, la compression des artères des membres, vu le grand nombre de leurs blessures, sera toujours de beaucoup la plus *effective*, la plus *commune* et la plus *pratique*.

Le tourniquet simple et le tourniquet à baguettes ont le grave défaut de comprimer des surfaces étendues, au lieu du trajet artériel seul (pelote), de prohiber toute circulation de retour, d'amener plus rapidement gonflement, engourdissements, douleurs, etc.

La fréquence des hémorrhagies du champ de bataille a été remarquée et signalée de tout temps (Larrey, Percy, Ledran). « Les trois « quarts des blessés qui succombent sur le « champ de bataille, périssent d'hémorrhagie, « de prompts secours les auraient sauvés. »

Depuis, on a voulu de beaucoup réduire la proportion.

» Une opinion vulgairement accréditée, dit » Legouest, c'est que les blessures par ar» mes à feu ne donnent pas lieu à des hémor» rhagies, c'est une erreur qu'il convient de » rectifier. »

Enfin, Chenu conclut ainsi : « Un fait capi» tal qui domine la chirurgie opératoire et » tout traumatisme grave, c'est l'hémorrhagie. » On peut considérer comme presque toujours » mortel tout traumatisme dans lequel le bles» sé a perdu *beaucoup de sang*. Le malade ne » peut plus suffire par suite de l'épuisement de » ses forces aux nécessités du traumatisme lui» même, à savoir la fièvre et la suppuration. »

Donc, arrêter toute hémorrhagie est une règle.

Et si nous ne pouvons produire une statistique exacte, si elle n'a pas été faite, c'est une preuve même du danger; ces blessés-là sans secours et compression rapide n'arrivent guère à l'hôpital, ils ne viennent pas *témoigner*.

CHAPITRE VIII

SECOURS A DONNER AUX BLESSÉS SUR LE CHAMP DE BATAILLE. BANDAGES ET APPAREILS IMPROVISÉS.

Immobilisation des fractures. — Après les hémorrhagies, les fractures des membres (*inférieurs* surtout) constituent les blessures qui demandent le plus de soins immédiats.

» Pour qui sait combien sont douloureux
» les moindres tiraillements, combien ils ag-
» gravent les dangers de la blessure, la sail-
» lie des os à travers la plaie du moignon est
» un accident des plus fréquents dans les
» transports et que tous les chirurgiens d'ar-
» mée ont été appelés à constater».(Legouest.
» Chirurgie d'armée, p. 769.)

Il importe au plus haut degré d'immobiliser les fragments, de construire un appareil *tel quel*, provisoire, grossier, de première inspiration, mais immobilisant le mieux possible.

Nous ne dirons rien des moyens de contention de cabinet, de ceux qu'on a à l'ambulance (*attelles en bois et fil de fer, zinc laminé, car-*

ton, paille plâtrée). Il s'agit d'improviser un appareil de la première heure.

Pour cela il faut : 1° deux *atelles*, deux tuteurs rectifiant et maintenant droite la ligne brisée décrite par l'os fracturé et par conséquent par le membre dont il est l'axe ;

2° Des *liens* maintenant les attelles ;

3° Une *bourre* de remplissage quelconque (charpie, étoupe, mousse, linge, papier) pour placer entre l'attelle et la peau en coussinet élastique, atténuant une pression trop directe.

L'attelle peut être un fourreau de sabre un fusil, branche d'arbre, planchette de havresac ou de caisse à biscuit, un faisceau de paille ou joncs coupés de même longueur et serrés en saucisson par des ficelles espacées (dits *fanons*).

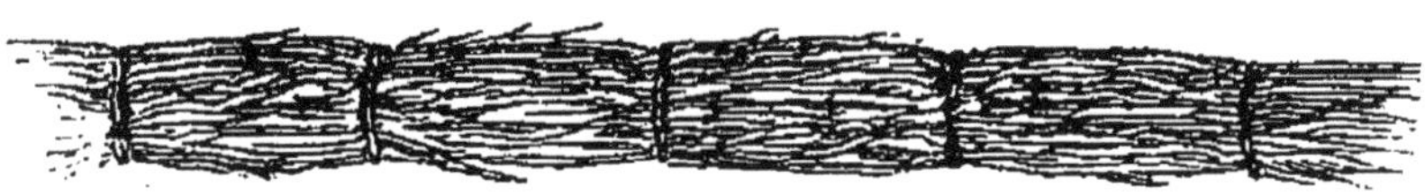

Quel que soit le tuteur choisi (ou à portée de la main), on en placera un en dehors (plus long), un en dedans du membre.

Il est bon que ces attelles (qu'il s'agisse de *cuisse* ou de *jambe fracturée*) aient toute la longueur du membre inférieur pour immobiliser les deux articulations, supérieure et inférieure, des fragments (fusil-attelle externe, crosse dans l'aisselle ; on le trouve toujours près du blessé).

S'il y a déplacement, on exerce des tractions en sens inverse sur le pied et la hanche pour ramener la direction rectiligne (coaptation). Le déplacement est souvent médiocre, il ne devient considérable que par le transport. Le redressement, ne fût-il pas très parfait, bien *chirurgical*, il n'y en a pas moins indication absolue et bénéfice d'*immobilisation* solide, telle quelle, pour les cahots du transport,

La rectification opérée, on place entre l'attelle et la peau ce que l'on a: de la *charpie*, de la *filasse*, la couverture ou le manteau déchirés, de la mousse, de la paille, du foin, des morceaux de linge pour amortir une compression trop vivement directe.

Enfin, par-dessus les attelles on espace à distances égales cinq ou six bouts de bandes de ruban de fil, de courroies, des morceaux de couverture, mouchoir, cravate, liens quelconques, qu'on serre fortement en les nouant sur le côté externe, et qui en comprimant solidement le remplissage et les attelles contre le membre lésé, leur font jouer le rôle de *direction* et d'*immobilisation* que l'os a abandonné.

Si peu technique, si *à la guerre comme à la guerre* soit-il, cet appareil d'urgence épargne des douleurs atroces et des complications graves. A peu près tous les matériaux s'en trouvent sur le champ de bataille à portée de la main, et de cette ébauche préventive peuvent dépendre l'*amputation* ou la *conservation* ultétérieure du membre, c'est-à-dire, bien souvent la vie ou la mort.

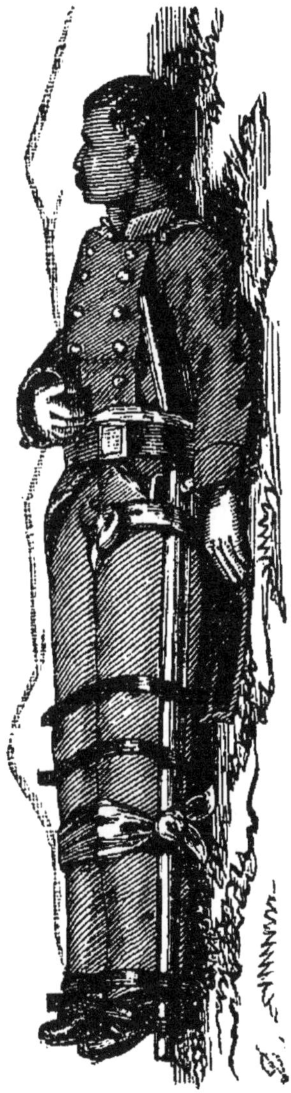

Fracture du membre inférieur avec le membre opposé *attelle interne*, le fusil *attelle externe*; liens: mouchoir, courroies du sac et ceinturon.

L'immobilisation peut se faire aussi en attachant les deux membres inférieurs, en les solidarisant, mais il faut tenir compte des mouvements instinctifs, réflexes, involontaires ; mieux vaut bien solidifier l'immobilisation avec le fusil-attelle externe et le fourreau du sabre-baïonnette en dedans.

En Prusse, les brancardiers sont exercés pratiquement à faire avec de la paille (inépuisable matière première de chirurgie d'urgence) un certain nombre d'appareils; les journées de repos ou de séjour sont consacrées à ce travail (fanons-attelles, cordes de paille pour brancards improvisés, couronnes pour asseoir le blessé, paillassons pour abri, etc...)

C'est pratiquement ingénieux, sur ce théâtre où doivent si largement s'exercer, aux prises avec un imprévu constant, l'invention et l'initiative individuelles.

En règle, pour transporter le blessé fracturé, le brancard doit être placé près du côté atteint, parallèlement à l'homme ; un brancardier le prend sous les aisselles, un autre sous le bassin, un troisième soutient les membres inférieurs en solidarisant leurs mouvements.

L'arrêt des hémorrhagies et *l'immobilisation des fractures* enseignés aux brancardiers sont dogme relativement nouveau : une évolution ou plutôt une révolution s'est opérée ; le rôle chirurgical du champ de bataille s'est sensiblement aggrandi. Il tend à s'étendre encore par l'

Antisepsie primitive du Champ de bataille faite par le brancardier, le blessé lui-même ou un de ses camarades.

Il est un peu tard en effet pour désinfecter

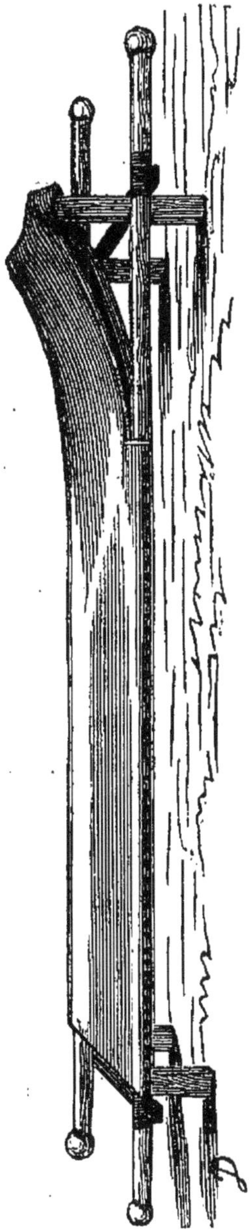

Brancard règlementaire d'ambulance.

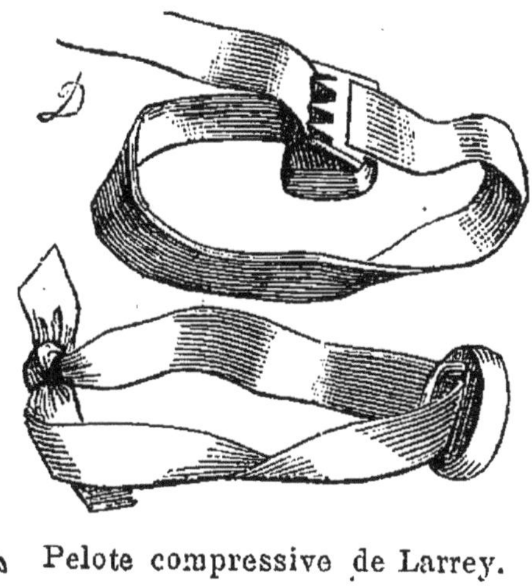

Pelote compressive de Larrey.

une plaie à l'ambulance après un long trajet,

quand la déchirure de la peau, ce *protective naturel* (1). a ouvert la porte aux germes (boue, poussière, insectes, soleil), quand un pansement sali, instinctif, a été fait par le blessé avec des linges quelconques. Ce n'est plus une plaie *non infectée*, c'est une plaie à *désinfecter*, ce qui est bien différent.

Il faut la saisir à l'état naissant, à son apparition, à son moment de virginité, pour l'isoler des germes (2).

En Prusse, la moitié des médecins régimentaires se porte sur la ligne de feu; ils peuvent donc faire arrêter les hémorrhagies, immobiliser les fractures, pratiquer l'antisepsie du champ de bataille presqu'immédiatement et sous leurs yeux par les brancardiers. Il est à craindre que, faute de surveillance sur la ligne de feu, ces auxiliaires ne se renferment trop à la lettre dans leur rôle de PORTEURS, et ne portent que des blessés non secourus (3).

Le soldat peut avoir sur lui cet élément nouveau de cure, ses *munitions* de *chirurgie*, sa cartouche de pansement.

(1) Velpeau. « Toute piqûre est une porte ouverte à la mort. »

(2) Au point de vue pratique l'air exerçant sur les plaies une action manifestement défavorable, il faut adopter les méthodes de pansement qui mettent à l'abri de cette influence nuisible. (Chauvel. Recueil de mémoires de méd. militaire, 1877, p. 584.)

(3) Les médecins devraient diriger les brancardiers sur le champ de bataille. (Grimm.)

De tous les antiseptiques passés en revue ; deux semblent les plus pratiques : la ouate pour feutrage et filtrage de l'air, avec *chlorure de zinc*, solutionà 1/10 ou *phéniquée* (en ce dernier cas envelopper de papier huilé pour éviter la déperdition, peut se conserver ainsi six mois, Munsch) (1).

Que le *récepteur* soit de la ouate, du coton hydrophile (Gaujot) de la jute (2) (Allemagne), *lint* ou charpie, le paquet du soldat devrait se borner à ces 50 gr. d'antiseptiques comprimés.

On trouvera toujours une *bande*, un *lien* dans les lanières de la cravate et un triangle dans le mouchoir. Le paquet n'a jusqu'à présent été jeté et rejeté que parce qu'on n'a su où placer (poche, plastron) cet accessoire trop gros et embarrassant.

Il est de tact d'imposer les pratiques nouvelles COMMODÉMENT (3).

(1) Bergmann a proposé de la ouate au sublimé (solution de bichlorure au 5/1000e) qu'il dit sans danger et 800 fois plus destructive des germes que l'acide phénique, l'expérience n'est pas encore complète.

(2) La jute phéniquée constitue un antiseptique très convenable, facile à préparer en masse en un court espace de temps. (Zuber. Archives de médecine, 1883, p. 118.)

(3) Le paquet du soldat allemand a 12 centimètres de long sur 9 de large, papier huilé renfermant une pièce de vieux linge de 30 centimètres de côté, un petit linge triangulaire, 15 gr. de charpie (dans la

Que, pourvu d'un antiseptique sous petit volume, tout soldat, s'il n'y a pas hémorrhagie trop abondante (plaies de petite dimension par balle, ou arme blanche), obture sa plaie d'un *bouchon désinfectant.*

Que les brancardiers portent dans leur musette de la ouate (phéniquée ou chlorurée de zinc), qu'ils se précipitent au plus tôt sur toute plaie nouvelle et en fassent l'occlusion en fermant la porte aux germes.

Cette antisepsie élémentaire pourra être complétée à l'ambulance, quoique souvent on se trouvera bien de pansements rares, et de respecter cette *ébauche* jusqu'à l'hôpital mobile où, quelques jours après, on rencontrera parfois la guérison sous le tampon (Dr Port, Oberstabzarzt, Dr Lillburn, deputy inspector-général, Traitement antiseptique des plaies sur le champ de bataille, Congrès de Londres).

En tout état de cause « les poudres antiseptiques n'entravent pas la réunion immédiate des plaies » (de Santi); c'est donc surtout pour

poche gauche du pantalon pour l'infanterie, cousue au-dedans du plastron pour la cavalerie). Dans la guerre russo-turque, chaque soldat devait porter avec lui son paquet, la plupart le jetèrent en disant que le paquet était trop lourd. Esmarch conseille pratiquement de mettre le paquet non dans le havre-sac du soldat, mais dans la musette à provisions, qu'il n'abandonne pas volontiers. (Esmarch, trad. par M. de Platen, officier suédois, et L. Picard, lieutenant à Saumur. Paris, Doin, 1882.)

les blessures légères (celles pour lesquelles il est particulièrement douloureux de constater des aggravations quelquefois mortelles) que cette pratique, qui fermera souvent la porte aux érysipèles, pourriture d'hôpital et diphthérie, est particulièrement recommandable.

Soif des blessés. — On sera poursuivi sur le champ de bataille, au poste de secours, à l'ambulance de ce cri de tous les blessés : « de l'eau, à boire! » une soif atroce naît de la fièvre et de la perte de sang.

Les trois voitures médicales régimentaires portent chacune 40 litres d'eau, ce qui, avec les 60 bidons de 1 litre, constitue un approvisionnement de 180 litres par régiment.

L'*ambulance*, avec les 200 bidons de ses brancardiers et infirmiers, les 200 litres de ses quatre ambulances *lourdes*, les 100 litres de ses deux voitures de chriurgie (pour chacune de ces voitures, deux réservoirs de 25 litres de chaque côté du siège), a un approvisionnement de 500 litres.

L'eau pour boisson, lavage des plaies, arrêt des petites hémorrhagies veineuses, effet antiphlogistique, rendra d'exellents services immédiats (Baudens). *On n'en aura jamais trop.*

Douleur des blessures. — Quant à la douleur, elle est peu vive, le blessé croit recevoir un coup de fouet, ou de bâton; quelquefois il ne s'aperçoit d'une plaie que par la vue du sang, ou d'une fracture que par l'impossibilité de se servir du membre.

Des éraillures légères, des sétons superficiels sont plus douloureux au premier moment et donnent parfois une sensation de *brûlure*.

La douleur vive vient plus tardivement, avec la fièvre, huit à dix heures après, surtout si le blessé est *oublié*; il y aura toujours trop de ces malheureux! A l'ambulance, si la lésion est étendue et la douleur intolérable, nous n'hésitons pas à conseiller les injections hypodermiques de chlorhydrate de morphine, si rapidement faites, si faciles qu'elles sont sorties du domaine médical (*Morphiomanie*).

Les Allemands furent, en 1870, plus humainement hardis que nous dans cette voie de soustraction de l'homme à la douleur, dont le premier pas secourable fut le chloroforme. Cependant quelques ambulances françaises surent oser aussi cette initiative. « Qui peut dire « la somme de douleurs qu'épargnerait un « médecin qui, le soir d'une bataille, irait d'un « blessé à l'autre? Nous avons usé de ce « moyen aussi efficace que commode et le « soir, l'un de nous distribuait le bienfait du « sommeil et de l'oubli à ces malheureux tor- « turés par la douleur; aussi appelaient-ils de « tous leurs vœux l'heure de cette tournée. Un « soldat allemand cruellement mutilé, dont la « figure rayonnait de satisfaction en voyant « arriver son tour, et auquel nous exprimions « notre étonnement de tant de joie, nous ré- « pondit avec une sorte d'enthousiasme : « Das « ist so schön » (cela est si beau!). » (Sabatier, ambulance du Midi, cité par Chenu.)

Rechercher longuement les blessés. — La douleur et la crainte de recevoir une nouvelle atteinte poussent les blessés à se traîner dans les fossés et abris, à se terrer ; aussi, après un combat, les recherches doivent être faites méthodiquement, le terrain bien battu, on fouillera dans un grand rayon et avec soin les bois, bouquets d'arbres, hautes herbes, blés, masures, ruines, tout couvert où le blessé se sentant désormais hors de combat a été s'abriter de la lutte.

Il faudra chercher patiemment, longuement, surtout par le froid ou les gelées d'hiver. « J'ai éprouvé une épouvantable émotion après la bataille d'Orléans (Coulmiers) lorsqu'une nuit noire, sombre et profonde (10 à 11 novembre) a produit tant de morts léthargiques. Nous revînmes plusieurs fois avec 4 ou 5 porteurs auprès de blessés qui avaient été laissés pour morts, tandis que les battements de leur cœur se faisaient encore bien sentir ; après les avoir recueillis, restaurés et rafraîchis, nous les ramenâmes à la vie (1). »

Signes de mort réelle. — Si la mort est réelle, la respiration ne s'entend plus, la pupille est insensible à la lumière et la cornée vitreuse ; les battements du cœur (le dernier signe) se taisent à l'auscultation, la rigidité cadavérique n'apparait guère que cinq ou six heures après.

(1) *Les léthargies des blessés sur le champ de bataille.* Professeur Nüsbaum, de Munich.

Il faudra toujours surseoir en tout cas le moindrement douteux ; l'aspect de la blessure sera un bon élément d'appréciation.

Inhumations. — L'encombrement des vivants est fort à redouter, mais celui des morts est également dangereux ; les inhumations rapides s'imposent surtout en été, on comprend qu'elles doivent être attentivement présidées par un médecin (1).

Au sujet de ces inhumations, nous adoptons de tout cœur les vues si pleinement humanitaires d'Heyfelder : « Un examen minutieux « du pouls, des battements du cœur, de la tem- « pérature du corps, de la pupille, permet à « l'œil exercé du médecin de découvrir des « traces de vie là où d'autres désespèrent. On « peut ainsi se trouver dans le cas de sauver « des hommes, en état de mort apparente, du « danger d'être enfouis dans la fosse com- « mune. »

Les fosses doivent être placées loin des cours d'eau, de tout terrain marécageux, des voies de communication, des ravins trop resserrés; elles seront au mieux dans un bois, pour drainage d'assainissement par les racines.

(1) L'identité sera constatée par le livret, le numéro du régiment au collet, mais surtout la *plaque d'identité*, indiquant au *recto* le nom avec prénom usuel, la classe de tirage au *verso*, la subdivision de région et le numéro du registre matricule du recrutement. (Circulaire ministérielle du 12 octobre 1883.)

Elles auront 2 mètres de profondeur pour que l'humus soit en proportion suffisante pour la désinfection; les fosses communes devront contenir six corps au maximum (0^{m},80 de large chaque), il faudra les éloigner les unes des autres. bien fouler la terre, asperger d'acide phénique, ensemencer. Un médecin parcourra attentivement le champ de bataille pour s'assurer que tout est enfoui (chevaux, bestiaux) ou brûlé, surtout les linges tachés de sang, *sources de contages et méphitismes rapides.*

Désinfection du champ de bataille.

Les applications d'hygiène du champ de bataille sont d'un ordre social si élevé, qu'après la guerre de 1870-71 les gouvernements belge, français et allemand ont dû nommer des commissions spéciales,tutrices de la santé publique.

Aussitôt que la vie (la force de cohésion) a cessé, les matières animales se décomposent, sollicitées par les affinités chimiques, chaque molécule fait retour à l'indestructible matière.

Là, comme partout, comme toujours, *l'humidité est cause active de décomposition.* Les terrains argileux, secs et peu perméables à l'eau, conservent très bien les corps, de même le drap et la laine qui servent d'isolants. A Sedan les corps des officiers allemands qui portaient des bas de laine et des gilets de fla nelle étaient intacts, le visage et les mains nus étaient en décomposition. L'assainissement des champs de bataille après la guerre de 1870-71 a eu trois théâtres distincts.

1° Autour de Paris. — Les inhumations ont été pratiquées; on a creusé une fosse de la profondeur réglementaire (1m. 50 à 2 mètres) qu'on a recouverte de chaux, puis de terre.

2° A Sedan. — Les inhumations avaient été faites par les habitants à la hâte et très mal. Après la guerre le gouvernement belge s'émut et une commission franco-belge fut chargée d'assainir le champ de bataille. M. Trouet, ingénieur français s'est servi de la poudre Peyrat (chaux grasse, 2 k., naphtaline, 1, acide phénique, 30 gr.).

Cette poudre servait à saupoudrer une toile dont on enveloppait le corps, puis la fosse était recouverte du mélange; enfin, on creusait autour de la sépulture un fossé circulaire dont la terre réjetée vers le centre formait tumulus et était *ensemencée*.M. Créteur, chimiste de la commission belge osa, dès cette époque recourir à la *crémation*.

Se basant sur ce principe que certaines résines en présence des corps gras développent une intensité de calorique inouïe, il employa le *goudron de houille*, fit enlever la terre jusqu'à rencontre de la couche noire et fétide en contact avec les cadavres, arroser d'eau phénique, saupoudrer de chlorure de chaux, puis infiltrer du goudron aussi profondément que possible ; ce goudron était enflammé à l'aide de paille imbibée de pétrole.

La chaleur devenait si intense qu'on ne pouvait approcher à 4 ou 5 mètres. En 55 à 60 minutes, les plus grandes fosses étaient désinfectées.

Le résidu se composait d'os calcinés, la terre de la fosse était cuite et perdait toute odeur, une épaisse colonne de fumée détruisait ou éloignait les insectes, et *des myriades de mouches* ; on terminait en recouvrant de chaux vive et faisant des tumuli qu'on ensemençait de chanvre ou d'avoine.

Dès le 25 avril 1871, les autorités allemandes, sollicitées par un grand nombre de familles bavaroises s'opposèrent à la crémation.

3e Autour de Metz. — La peste bovine, la durée du blocus, et la longue occupation des lignes, enfin l'enterrement de près de 14,000 soldats dans le seul canton de Gorze après la bataille du 17 août (rapport du commissaire de police du canton de Gorze), constituaient un danger imminent.

Dès la reddition, une Commission médicale prussienne, avec main-d'œuvre de 1,500 ouvriers fut chargée de l'assainissement à trois degrés.

1o *Lieux de campement.* — Les détritus de toutes sortes furent enfouis dans des trous profonds et recouverts de chaux vive ; les murs grattés et blanchis à la chaux, les terrains autour de la zône fortifiée loués pour trois ans à la condition expresse de les labourer et semer de trèfle ou d'avoine,

2° *Tombeaux.* — Chaque tombe fut couverte d'un tumulus de 1m 65 avec inclinaison de 60 centimètres et semis d'avoine.

3° *Exhumations.* — Cette partie du travail, la plus dangereuse, fut conduite avec prudence; aucun accident ne fut signalé. La 1re terre était enlevée puis on ne laissait que deux ouvriers qui, à la moindre odeur répandaient de la chaux de la sciure de bois ou de la poudre de charbon phéniquées, on mettait ensuite le corps dans un cercueil bien fermé, et on allait l'enterrer au loin; on recouvrait la fosse avec des désinfectants et de la terre tassée. Dans les terrains humides on planta des hélianthes pour absorber l'eau du sol.

En résumé, après une bataille, on devra faire pratiquer les inhumations aussi profondément que possible; les cadavres de chevaux et de bœufs (parcs de troupes), qui (il ne faut pas s'y tromper) constituent la plus grande partie des matières en décomposition (8 à 9,000 chevaux à Sedan et 1,500 bêtes à cornes), pourront être incinérés par le procédé Créteur, procédé expéditif, peu coûteux, qui peut être mis en œuvre par les habitants eux-mêmes, et restera de longtemps le plus pratique.

En terminant, nous plaçons ce petit **Vade-Mecum** de guerre sous le patronage respecté de **morts à l'ennemi-épidémie**, qui sont pour le Corps de santé un orgueil légitime, pour nos jeunes camarades un exemple de dévouement qu'ils sauraient suivre.

Voici les noms des 72 médecins qui succombèrent au typhus et au choléra *en Crimée* :

MÉDECINS PRINCIPAUX.

Barby.
Volage.
Mestre.

MÉDECINS MAJORS.

Félix.
Berthemot.
Goutt.
Frette-Damicourt.
Pegat.
Girard.
Mercier.
Mamelet.
Ancinelle.
Michel.
Bert.
Lagèze.
Plassan.
Rampont.
Puel.
Moulinier.
Leclerc.
Brumens.
Braunwald.
Tavernier.
Fratini.
Beauchamp.
Monnier.
Hahn.
Pontier.
Stéphani.

MÉDECINS AIDE-MAJORS.

Miltenberger.	Ragu.
Bouquerot.	Peyrusset.
Leker.	Molinard.
Sery.	Precy.
Gillin.	Perrin.
Fournier.	Demanet.
Lamarque.	Granal.
Desblancs.	Masson.
Leclerc.	Lardy.
Cordeau.	Savaëte.
Bourret-Mazimbert.	Dartigaux.
Dulac.	Sagne.
Gueury.	Forget.
Bouqueret.	Marquès.
Clacquart.	Videt.
Robelin.	Couzier.
Causse.	Barre.
Sénaux.	Foucault.
Verneau.	Dumas.
Duménil.	Michelet.

MÉDECINS SOUS-AIDES.

Sautier. Jacob. Godquin.

Effectif moyen : 450. Morts 72 : 1 sur 6. (Chenu.)

CONVENTION INTERNATIONALE DE GENÈVE.

ARTICLE 1er. — Les ambulances et les hôpitaux militaires seront reconnus neutres, et comme tels, protégés et respectés par les belligérants, aussi longtemps qu'il s'y trouvera des malades et des blessés.

La neutralité cesserait si ces ambulances ou ces hôpitaux étaient gardés par une force militaire.

ART. 2. — Le personnel des hôpitaux et des ambulances comprenant les services de santé, d'administration, de transport des blessés, ainsi que les aumôniers. participera aux bénefices de la neutralité lorsqu'il fonctionnera, et tant qu'il restera des blessés à relever et à secourir.

ART. 3. — Les personnes désignées dans l'article précédent pourront, même après l'occupation par l'ennemi, continuer à remplir leurs fonctions dans l'hôpital ou l'ambulance qu'elles desservent ou se retirer pour rejoindre le corps auxquel elles appartiennent.

Dans ces circonstances, lorsque ces personnes cesseront leurs fonctions, elles seront remises aux avants postes ennemis par les soins de l'armée occupante.

Art. 4. — Le matériel des hôpitaux militaires demeurant soumis aux lois de la guerre, les personnes attachées à ces hôpitaux ne pourront, en se retirant, emporter que le objets qui sont leur propriété particulière.

Dans les mêmes circonstances, au contraire, l'ambulance conservera son matériel.

Art. 5. — Les habitants du pays qui porteront secours aux blessés, seront respectés et demeureront libres.

Les généraux des puissances belligérantes auront pour mission de prévenir les habitants de l'appel fait à leur humanité et de la neutralité qui en sera la conséquence.

Tout blessé recueilli et soigné dans une maison y servira de sauve-garde. L'habitant qui aura recueilli chez lui des blessés sera dispensé du logement des troupes, ainsi que d'une partie des contributions de guerre qui seront imposées.

Art. 6. — Les militaires blessés ou malades seront recueillis et soignés, à quelques nation qu'ils appartiennent. Les commandants en chef auront la faculté de remettre immédiatement aux avant-postes ennemis les militaires blessés pendant le combat, lorsque les circonstances le permettront et du consentement des deux parties.

Seront renvoyés dans leur pays ceux qui, après guérison, seront reconnus incapables de servir.

Les autres pourront être également renvoyés,

à la condition de ne pas reprendre les armes pendant la durée de la guerre Les évacuations avec le personnel qui les dirige, seront couvertes par une neutralité absolue.

Art. 7. — Un drapeau distinctif et uniforme sera adopté pour les hôpitaux et ambulances. Il devra être en toute circonstance accompagné du drapeau national.

Un brassard sera également admis pour le personnel neutralisé ; mais la délivrance en sera laissée à l'autorité militaire. Les drapeaux et brassard porteront croix rouge sur fond blanc, etc.

ARTICLES ADDITIONNELS.

Article 1er. — Le personnel désigné dans l'article 2 de la convention continuera, après l'occupation par l'ennemi, à donner dans la mesure du besoin ses soins aux malades et aux blessés de l'ambulance ou de l'hôpital qu'il dessert.

Lorsqu'il demandera à se retirer, le commandant des troupes occupantes fixera le moment de ce départ, qu'il ne pourra toutefois différer que pour une courte durée et en cas de nécessités militaires.

Art. 2. — Des dispositions devront être prises par les puissances belligérantes pour assurer au personnel neutralisé, tombé entre les mains de l'armée ennemie, la jouissance intégrale de son traitement.

Art. 3. — Dans les conditions prévues par les articles 1er et 4 de la Convention, la dénomination d'ambulance s'applique aux hôpitaux de campagne et aux autres établissements temporaires qui suivent les troupes sur les champ de batailles pour y recevoir des malades et des blessés.

Art. 4. — Conformément à l'article 5 de la Convention et aux réserves mentionnées au Protocole de 1864, il est expliqué que, pour la répartition des charges relatives au logement des troupes et aux contributions de guerre, il ne sera tenu compte que dans la mesure de l'équité du zèle charitable deployé par les habitants.

Art. 5. — Par extension de l'article 6 de la Convention il est stipulé que sous la réserve des officiers dont la possession importerait au sort des armes et dans les limites fixées par le deuxième paragraphe de cet article, les blessés tombés entre les mains de l'ennemi, lors même qu'ils ne seraient pas reconnus incapables de servir, devront être renvoyés dans leur pays après leur guérison, ou plus tôt si faire se peut, à la condition toutefois de ne pas reprendre les armes pendant la durée de la guerre.

TABLE DES MATIÈRES

Paris. — Typ. A. PARENT, A. DAVY, succr,
52, rue Madame et rue M.-le-Prince, 14.

Guide médical pratique de l'officier (premiers secours du champ de bataille. Hygiène militaire, choix des recrues), par les Drs Amédée CHASSAGNE et E. DESBROUSSES. Paris, 1876, 1 vol. in-8 de 280 pages avec 69 figures dans le texte. Charles Delagrave, éditeur, 15, rue Soufflot.................... 5 fr.

Hygiène hospitalière. *Les hôpitaux sans étage et à pavillons isolés*, par le Dr Amédée CHASSAGNE, avec une préface du Dr MARMOTTAN, député de la Seine, rapporteur de la loi sur l'*organisation des services hospitaliers de l'armée dans les hôpitaux militaires et les hospices civils*. Paris, 1878, in-8 de 90 pages, avec 1 planche. J. Dumaine, éditeur, 30, rue Dauphine (*Epuisé*).

Influence précise de la gymnastique *sur le développement de la poitrine, des muscles et de la force de l'homme*, par le Dr A. CHASSAGNE, médecin-major de l'école de gymnastique, et E. DALLY, membre de la commission de gymnastique au ministère de l'instruction publique, professeur à l'école d'Anthropologie. In-8, Paris, J. Dumaine, 1881.

Paris. — Typ. A. PARENT, A. DAVY, succr,
52, rue Madame et rue M.-le-Prince, 14.

www.ingramcontent.com/pod-product-compliance
Ingram Content Group UK Ltd.
Pitfield, Milton Keynes, MK11 3LW, UK
UKHW031905260826
14628UKWH00002B/993

9 782019 656393